U0242838

医学机能学实验指导

主　　编　余万桂　钱　锋

副 主 编　彭小春　刘珍珍

编　　者　（按姓氏笔画为序）

马红莺　刘　莲　杨馥源　张海元

郑　郧　胡　娅　鄢　进

东南大学出版社
SOUTHEAST UNIVERSITY PRESS
·南京·

图书在版编目(CIP)数据

医学机能学实验指导/余万桂,钱锋主编. —南京:
东南大学出版社,2021.7
ISBN 978 - 7 5641 - 9548 - 9

Ⅰ. 医⋯ Ⅱ.①余⋯ ②钱⋯ Ⅲ.①实验医学-医
学院校-教材 Ⅳ.R - 33

中国版本图书馆 CIP 数据核字(2021)第 100743 号

医学机能学实验指导

主　　编	余万桂　钱　锋	
出 版 人	江建中	
责任编辑	张　慧	
出版发行	东南大学出版社	
	(江苏省南京市四牌楼 2 号东南大学校内　邮政编码 210096)	
网　　址	http://www.seupress.com	
印　　刷	南京玉河印刷厂	
开　　本	710mm×1000mm　1/16	
印　　张	10.25	
字　　数	170 千字	
版 印 次	2021 年 7 月第 1 版　2021 年 7 月第 1 次印刷	
书　　号	ISBN 978 - 7 - 5641 - 9548 - 9	
定　　价	30.00 元	

(＊东大版图书若有印装质量问题,请直接与营销部联系,电话 025－83791830)。

前　言

机能学实验是以生理学、病理生理学和药理学等机能学科的理论为基础,以整体动物和离体器官组织为实验对象,研究机体各种生理活动及规律、病理生理改变以及药物与机体相互作用及其作用规律的一门多领域整合性实验科学,是机能学科的重要组成部分,也是医学基础学科学习与后期临床医学教育之间的桥梁。机能学实验对于培养学生的实践能力、创新能力及综合理解和运用所学的理论知识,掌握科学的实验方法具有十分重要的意义。有必要编写符合人才培养目标要求的实验教材,紧密配合理论教学,使之成为指导学生实验操作的指南、理解和深化理论知识的辅助读本及查阅相关知识的参考资料。

在总体编排结构方面,按照"绪论→实验动物基本知识→机能学实验常用器材及仪器→实验药品和试剂→机能学基础实验→机能学综合实验→实验设计→药典、药物制剂与处方学"的模式进行编排,体现了机能学实验内容的密切联系和循序渐进的学习规律。在编写内容方面,一是加强了各个实验的实验原理和实验技术进展情况的介绍,使学生对相关理论知识的理解加深;二是在每个实验项目的后面增加2~3个与实验原理和实验方法有关的思考题,利于学生将理论知识和实验原理紧密结合;三是结合目前本学科实验中已使用或即将购置的一些常用重要仪器设备,如生物信号采集分析系统等,专章介绍其使用方法,方便学生操作;四是增加了药典及处方知识作为实验教学的辅助内容。

本书获得了长江大学 2020 年创新创业课程教材立项建设和长江大学 2019 年研究生校级教育教学研究项目的大力支持,本书编写过程中得到生理学、病理生理学和药理学诸位老师的悉心指导,在此表示感谢! 由于编者水平有限,缺点和错误在所难免,恳请广大读者批评指正。

编者

2020 年 11 月

目 录

第一章 绪论

一、机能学实验概述

机能学实验是在原来生理学、药理学和病理生理学三门学科实验的基础上发展而来的,但它不是三门学科实验的简单叠加,而是将它们有机地组合形成的新课程。机能学实验作为一门独立的课程,不仅能提高仪器设备的使用率,减少实验教学的重复建设,而且能有效地实施循序渐进的培养目标。机能学实验课程的建立,打破了传统的以学科为中心的课程体系,使学科交叉渗透,有利于培养学生的实验技能和分析问题的能力,有助于提高学生的创新意识。

本书将机能学实验分为两个阶段。第一阶段为基础性实验,通过一些经典实验验证理论知识,使学生掌握基本的机能学实验技术和常用仪器使用的知识,初步培养学生的操作能力和观察能力。第二阶段为综合性实验和设计性实验。综合性实验将生理学、药理学、病理生理学的知识有机地融合,以培养学生综合分析问题能力和初步科研能力为教学目标。设计性实验要求学生以实验小组为单位,利用业余时间查阅文献资料,撰写出实验设计方案,然后进行设计答辩。每个小组派一名同学陈述实验设计方案的背景知识、实验目的、实验方法、预期结果,由教师和同学提出问题,对实验的技术路线和可行性做出修改,然后由学生自行完成实验。在实验设计过程中,学生初步了解科研实验的整个过程,为以后进行科研工作奠定坚实的基础。

二、机能学实验课的目的

(一)培养科学的观点

1. 培养学生理论来自实验的观点。

2. 加深、验证和巩固课堂讲授的理论知识,培养学生理论联系实际的能力。

3. 综合运用生理学、药理学和病理生理学等学科的相关知识和实验方法,使学生初步建立整体、全面、系统的人体观和疾病观。

4. 培养学生勤于动手、敏于观察、科学分析和独立工作的能力,初步养成对科学工作的严肃态度、严格要求、严密工作、团结协作以及实事求是的工作作风。

(二)训练基本实验技能

1. 学习在动物身上复制典型病理过程和人类疾病的基本实验方法和原理,掌握机能学实验常用的基本技术。

2. 通过实验报告的书写,使学生的科研论文写作能力得到初步训练。

(三)提高学生的综合能力

1. 掌握获得实验资料一致性和可靠性的一些基本原则,训练学生独立进行动物实验设计的技能。

2. 通过典型病例讨论,培养学生分析病例的能力和对所学知识的综合运用能力,为临床实践打下初步基础。

三、机能学实验课的要求

(一)实验课前

1. 做好预习,明确实验目的,了解实验方法和操作步骤,做到心中有数。

2. 结合实验,复习有关的理论知识。

3. 检查仪器、手术器械和药品是否完好、齐全。如有缺失或损坏,应及时报告老师以便补充。

(二)实验课中

1. 严格遵守实验室规则,保持安静,维持良好的秩序,尊重老师的指导。

2. 认真听取老师的讲解,特别是本次实验的目的、主要操作步骤及注意事项等。要准备回答老师的提问。

3. 小组成员既要分工负责,又要密切合作,这样既可提高实验的成功率,又能使每个人都得到应有的技能训练。

4. 实验过程要胆大心细,规范操作。

5. 认真、全面和敏锐地观察实验现象,准确、及时和客观地记录实验结果。

6. 积极主动思考,力求理解每个实验步骤和实验结果的意义。

(三)实验课后

1. 清洗、擦干、清点手术器材并放回原处,检查实验仪器并妥善安放药品,清洁实验台,打扫整理实验室,关好门窗、水电。

2. 整理、分析实验结果,独立按时书写实验报告。

四、实验报告的写作要求及格式

实验报告的书写是一项重要的基本技能训练。它不仅是对每次实验的总结,更重要的是它可以初步培养和训练学生的逻辑归纳能力、综合分析能力和文字表达能力,是科研论文写作的基础。因此,参加实验的每位学生均应及时认真地书写实验报告。实验报告要求内容实事求是,分析全面具体,文字简练通顺,书写清楚整洁。

实验报告的格式如下:

(一)本次实验题目

(二)主要操作者及合作者

（三）实验日期(年、月、日)

（四）实验动物(种类、性别、体重)

（五）实验目的

（六）实验步骤(只写主要操作步骤,不要照抄实习指导,要简明扼要。)

（七）实验结果

包括实验所得到的原始资料(如血压、呼吸曲线、测得的生化指标等)、动物的反应状态、实验现象的描述和实验数据的处理等。原始资料应附在本次实验主要操作者的实验报告上,同组的合作者要复制原始资料。

机能学实验中所观察的指标,按性质可分为以下三类:

1. 机能性指标。如血压、呼吸、心率、体温及全身状态等。

2. 代谢性指标。如血、尿肌酐,血红蛋白含量,酶的活性,血浆酸碱参数等。

3. 形态结构性指标。如根据形态改变判断心腔扩张和肺水肿是否存在,用染色的方法判断有无心肌梗死及梗死面积的大小等。

对于实验结果的表述,一般有三种方法:

1. 文字叙述。根据实验目的将原始资料系统化、条理化,用准确的医学术语客观地描述实验现象和结果,要有时间顺序以及各项指标在时间上的关系。

2. 图表。用表格或坐标图的方式使实验结果突出、清晰,便于相互比较,尤其适合于分组较多,且各组观察指标一致的实验,使组间异同一目了然。

3. 曲线图。应用记录仪器(如多导生理记录仪、MacLab 仪等)描记出的曲线图(如血压、呼吸曲线和心电图等),这些指标的变化趋势形象生动,直观明了。

在实验报告中,可任选其中一种或几种方法并用,以获得最佳效果。

（八）讨论

根据相关的理论知识对所得到的实验结果进行解释和分析。如果所得到的实验结果和预期的结果一致,那么它可以验证什么理论? 实验结果有什么意义? 说明了什么问题? 这些都是实验报告应该讨论的。但是,不能用已知的理论或生活经验硬套在实验结果上,更不能因得到的实验结果与预期的结果不符而随意取舍甚至修改实验结果,这时应该分析其异常的可能原因。如果本次实验失败了,应找出失败的原因及以后实验应注意的事项。不要简单地复述课本上的理论而疏于主动思考。另外,也可以总结本次实验的心得以及提出一些问题或建议等。

（九）结论

结论不是具体实验结果的再次罗列,也不是对今后研究的展望,而是针对这一实验所能验证的概念、原则或理论的简明总结,是从实验结果中归纳出的一般性、概括性的判断,要简练、准确、严谨、客观。

第二章　实验动物基本知识

第一节　实验动物的种类、品系、特点及编号

一、实验动物的种类

实验动物是指经过人工繁殖、饲养,对其身上携带的微生物、寄生虫进行控制,遗传背景明确,来源清楚的动物品系。它们是用于科学研究、教学、生产、检测等方面的实验对象;是根据实验需要,有目的、有计划地进行人工饲养繁殖及科学培育成功的动物。

实验动物来源于野生动物,但具有表型均一、种系明确、遗传背景清楚、对实验研究的反应性基本一致等特征。

随机选用少量实验动物,就可取得精确的实验测试数据和结果,并具有重复性。

实验动物按遗传学控制分类:① 近交系实验动物即纯系动物;② 封闭群动物;③ 杂交一代动物(F1 代)。

按微生物被控制程度分级:① 一级:普通动物;② 二级:清洁级动物;③ 三级:无特定病原体动物,即 SPF 动物;④ 四级:无菌动物,即 GF 动物。

二、实验动物的品系

目前按我国的实际情况,将实验动物分为四级:一级为普通动物,二级为清洁动物,三级为无特定病原体动物,四级为无菌动物。

无菌动物(germ free animals):指机体内外不带有任何可检测出的微生物和寄生虫的动物。此种动物在自然界中并不存在,必须用人为的方法培养。一般将临产前的健康动物处死,按无菌手术进行剖腹,切除带胎子宫,放入隔离器中取胎,然后进行人工喂养。无菌动物要饲养在无菌的隔离器内,无菌动物所用的饲料、饮水、垫料和用品都必须要经过无菌处理,空气也要经过滤除菌。这类动物由于排除了微生物的干扰,故研究结果准确、可信。

从遗传学角度看,实验动物是具有明确遗传背景并受严格遗传控制的遗传限定动物。根据其遗传特点不同,实验动物分为近交系动物、封闭群(远交系)动物和杂交一代动物。

（一）近交系动物

近交系实验动物是指经连续 20 代(或以上)的全同胞兄妹交配(或者亲代与子代交配)培育而成。近交系数应大于 99％,系内所有个体可追溯到起源于第 20 代或以后代数的一对共同祖先的品系。

1. 近交系动物的特征:① 基因位点的纯合性;② 遗传组成的同源性;③ 表型一致性;④ 长期遗传稳定性;⑤ 遗传特征的可分辨性;⑥ 遗传组成的独特性;⑦ 分布的广泛性;⑧ 背景资料的完整性。

2. 常用近交系动物:① BALB/C 小鼠。② C57BL/6 黑色近交系小鼠。③ C3H/He 野生色近交系小鼠。④ 615 深褐色近交系小鼠。⑤ F344 白色近交系大鼠。⑥ SHR 白色近交系大鼠。

3. 应用:① 近交系动物的个体具有相同的遗传组成和遗传特性,对实验反应具有一致性,使实验数据的一致性较高。② 近交系动物个体之间组织相容性抗原一致,异体移植不产生排斥反应,是组织细胞和肿瘤移植实验中最为理想的材料。③ 每个近交系都有各自明显的生物学特点,如先天性畸形、高肿瘤发病率等,广泛应用于这些医学研究领域。④ 多个近交系同时使用不仅可分析不同遗传组成对某项实验的不同反应与影响,还可观察实验结果是否具有普遍意义。

（二）封闭群动物

封闭群动物是以非近亲交配方式进行繁殖生产的实验动物种群,在不从外部引入新个体的条件下,至少连续繁殖 4 代以上者称为一个封闭群。封闭群是一个与外界隔离的动物群体,不从外部引入新的个体,即不引进新基因,同时避免近亲交配,不让群内基因丢失。封闭状态和随机交配使群内基因频率能够保持稳定不变,从而使群体在一定范围内保持相对稳定的遗传特征。

1. 封闭群动物的特征:① 封闭群动物的遗传组成具有很高的杂合性。② 封闭群动物具有较强的繁殖力和生活力。③ 突变种所携带的突变基因通常导致动物在某方面的异常,从而可成为生理学、胚胎学和医学研究的模型。

2. 常用封闭群动物:① KM 白色封闭群小鼠。② NIH 白色封闭群小鼠。③ ICR 白色封闭群小鼠。④ Wistar 白色封闭群大鼠。⑤ SD 白色封闭群大鼠。⑥ 英国短毛种豚鼠。⑦ 日本大耳白兔。⑧ 新西兰白兔。⑨ Beagle 狗。

（三）杂交一代动物

杂交一代动物:两个不同近交系杂交所生的第一代动物称为杂交一代动物或F1 代。

杂交一代动物的特征:① 遗传和表型上的一致性。② 杂交优势。③ 杂合的遗传组成。④ 常作为某些疾病研究的模型(如 C3HXIF1 为肥胖病和糖尿病的模型)。

三、常用实验动物的特点

机能实验常用的动物有蛙、蟾蜍、小鼠、大鼠、豚鼠、家兔、猫和狗等,常根据实验目的和要求选用相应的实验动物,不同实验动物的特点各不相同,故所选用的实验动物应能较好地反映实验药物的选择性作用,并符合节约的原则。例如测定LD_{50}和ED_{50}需较多的实验动物,常选用小鼠;又如抗过敏实验常选用豚鼠,因为豚鼠对组胺特别敏感。一般情况,在体心脏实验选用蛙、大鼠、豚鼠、猫和狗;离体心脏实验常选用蛙、大鼠、豚鼠、家兔;离体血管实验常选用大鼠或家兔的主动脉、肺动脉或家兔的门静脉等。

常用实验动物的特点分述如下:

(一)蛙和蟾蜍

蛙和蟾蜍离体心脏能较持久、有节律地搏动,常用于观察药物对心脏的作用;坐骨神经和腓肠肌标本可用来观察药物对周围神经、神经肌肉或横纹肌的作用。蛙的腹直肌还可用于研究拟胆碱药或抗胆碱药的作用。

(二)小鼠

小鼠易于大量繁殖且价廉,故应用较为广泛。特别是用于需要大量实验动物的研究,如药物筛选,半数致死量的测定,药物效价比较,抗感染、抗肿瘤药物及避孕药物的研究。此外,破坏小脑、去大脑僵直等实验也常选用小鼠。

(三)大鼠

大鼠与小鼠相似。一些在小鼠身上不便进行的实验可改用大鼠,如药物的抗炎作用实验常选用大鼠的踝关节制备关节炎模型。此外,也可用于胆管插管实验或观察药物的亚急性、慢性毒性。大鼠的血压和人相近,且较稳定,故也选用大鼠直接记录血压,用于抗高血压药物的研究。但在新药开发研究中,研究抗高血压药物最好选用自发性高血压大鼠(SHR)。

(四)豚鼠

豚鼠很敏感,易致敏,常用于平喘药和抗组胺药的实验。对结核杆菌亦敏感,故也用于抗结核药的研究。此外还用于离体心脏及肠平滑肌实验,其乳头肌和心房肌常用于电生理特性及心肌细胞动作电位实验以及抗心律失常药物作用机制的研究,还用于听力和前庭器官的实验等。

(五)家兔

家兔易饲养,常用于观察药物对心脏、呼吸的影响及有机磷农药中毒和解救实验。亦用于研究药物对中枢神经系统的作用、体温实验、热源检查及避孕药实验等。

(六)猫

猫对外科手术的耐受性较强,血压较稳定,故常用于血压实验,但价格较昂贵;此外猫也常用于心血管药物及中枢神经系统药物的研究。

（七）狗

狗常用于观察药物对心脏泵血功能和血流动力学的影响,心肌细胞、浦肯野纤维电生理研究,降压药及抗休克药的研究等。狗还可以通过训练,用于慢性实验研究,如条件反射、高血压的实验治疗、胃肠蠕动和分泌实验、慢性毒性实验和中枢神经系统的实验等。现在,新药开发研究中,部分实验(如Ⅱ类以上新药的长期毒性试验)要求使用 Beagle 狗。

四、实验动物的编号与标记

动物实验分组时,为使动物个体间或组间区别开来,需要进行编号与标记。标记的方法很多。应根据不同的动物、不同的实验需要和不同的实验方法选择合适的标记方法。不论采用何种标记方法,应遵守的基本原则是:号码清楚、持久、简便、易认和适用。

染色法是用化学药剂在动物身体明显部位如被毛、四肢等处进行涂染,或用不同颜色等来区别各组动物,是实验室最常用、最容易掌握的方法。

常用的标记液有:① 3‰～5‰苦味酸溶液(黄色)。② 0.5‰中性红或碱性品红溶液(红色)。③ 2‰硝酸银溶液(咖啡色,涂后需光照 10 min)。④ 煤焦油酒精溶液(黑色)。

标记时,用标记笔蘸取上述溶液,在动物体表不同部位涂上斑点,以示不同号码。编号的原则是:先左后右,从前到后。一般把涂在左前肢上的记为1号,左侧腹部为2号,左后肢为3号,头顶部为4号,腰背部为5号,尾基部为6号,右前肢为7号,右侧腹部为8号,右后肢为9号。若动物编号超过10或更大数字,可使用上述两种不同颜色的溶液,即把一种颜色作为个位数,另一种颜色作为十位数。两种颜色交互使用,可编到99号。例如把红色的记为十位数,黄色记为个位,那么右后肢黄斑,头顶红斑,则表示是 49 号鼠,以此类推,如图 2-1-1。

在没有上述标记液的情况下,临时性标记也可直接用油性记号笔在动物被毛稀少区域,如兔耳内侧、鼠尾的皮肤上做标记,一般1个月以内不会褪色。

染色法多用于实验周期较短,动物数量不多的情况。这种方法虽简单,动物无痛、无损伤,但由于动物之间互相摩擦、舔毛,尿、水浸渍被毛或脱毛,或因日久颜色自行消退等原因,不宜用于长期的实验。此法主要用于大、小鼠,豚鼠和白色家兔。

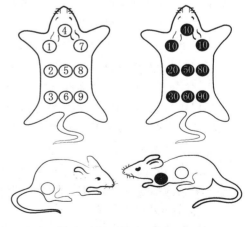

图 2-1-1　实验动物标记法

给兔、猫、狗等动物标记的染色液最常用的是2%硝酸银溶液,其次为苦味酸溶液。对其背部被毛上标记的一般方法是:用毛笔蘸取不同颜色的化学药品溶液,直接在动物右侧背部标上号码,放入动物笼内即可。若涂硝酸银溶液,则需在日光下暴露10 min左右,才可在涂写处见到清晰的咖啡色号码字样。咖啡色的深浅取决于日光下作用时间的长短和日光的强弱。涂写时,实验者最好戴上手套,以免硝酸银溶液沾到手上使皮肤着色,很难洗去。

五、实验动物的应用

(一)常用的实验动物

1. 小鼠(mouse)

小鼠属哺乳纲,啮齿目,鼠科。小鼠性情温顺,胆小怕惊,喜群居在较暗的安静环境中,体小娇弱,不耐冷热,不耐饥饿,对环境的适应性差,对外来刺激极为敏感,对多种毒素、病原体和致癌物质具有易感性。

小鼠体型小,易于饲养管理。6～7周龄时性成熟,性周期4～5 d,妊娠期19～21 d,每胎产崽8～15只,一年产6～10胎,属于全年多发情性动物,生育期1年,寿命2～3年。

由于小鼠繁殖周期短、产崽多、生长快、饲料消耗少、价格低廉、温顺易捉、操作方便,因此在医学实验中被广泛使用。特别适合于需要大量动物的实验,如药物筛选、半数致死量和药物的效价比较等,还可用于制作各种实验性疾病的病理模型。另外,在各种药物和疫苗等生物鉴定工作中也很常用。

2. 大鼠(rat)

大鼠属哺乳纲,啮齿目,鼠科。大鼠性情较凶猛,易激怒,抓捕时易咬手。大鼠抗病力较强,但对营养物质如维生素、氨基酸等缺乏敏感,可以发生典型症状。大鼠不能呕吐,无胆囊,无汗腺,尾巴为散热器官。大鼠(包括小鼠)的心电图中没有S-T段,甚至有的导联也不见T波。

大鼠繁殖力强,2月龄时性成熟,性周期4 d左右,妊娠期20 d,一胎产崽8只左右,为全年多发情性动物,寿命3～4年。

大鼠较小鼠体大,又具有小鼠的其他优点,所以对需要较大体型动物的实验,用大鼠比较合适,如离体心脏灌流、直接记录心室内压等。另外,大鼠对许多药物的反应常与人类一致,尤其是对可感染人类的致病性病毒、细菌等非常敏感,因此,大鼠广泛用于高级神经活动、心血管、内分泌、实验性肿瘤及营养等方面的研究。由于大鼠价格较便宜,所以某些实验(如缺氧、失血性休克等)可以用大鼠代替家兔而不影响实验结果,但实验技术的操作难度较家兔略大。

3. 家兔(rabbit)

家兔属哺乳纲,啮齿目,兔科,是草食性哺乳动物。家兔胆小怕惊,喜安静、清洁、干燥的环境。家兔胸部的纵隔将胸腔一分为二,心包膜将心脏单独隔出,因此做心脏手术时如不破坏纵隔,它可以正常呼吸而不必人工辅助呼吸。颈部有单独的降压神经分支。耳朵大,血管清晰可见,便于注射、取血。家兔的抗空气感染力强,术后不易感染。但家兔系草食动物,在消化系统方面与人相差很远。此外家兔缺乏咳嗽和呕吐反射,所以不适用于这些问题的研究。另外,家兔心血管系统比较脆弱,手术时易发生反射性衰竭。家兔为刺激性排卵,雌兔每半个月发情排卵一次,每胎产崽7~10只,寿命8年。家兔是机能学实验常用的大动物,多用于急性实验,也用于慢性实验,能复制多种病理过程和疾病,如水肿、发热、炎症、电解质紊乱、失血性休克和动脉粥样硬化等。目前常用的品种有大耳白兔、青紫蓝兔和新西兰白兔。

4. 蟾蜍(toad)和青蛙(frog)

两者均属两栖纲,无尾目。蟾蜍属蟾蜍科,青蛙属蛙科。它们的幼体形似小鱼,用鳃呼吸,成体尾巴消失,在陆地上生活,用肺呼吸。雄蛙头部两侧各有一个鸣囊(蟾蜍无鸣囊)。蟾蜍背部皮肤上有许多疣状突起的毒腺,可分泌蟾蜍毒液,尤以眼后的椭圆状耳腺分泌的毒液最多。在捕捉和饲养等方面蟾蜍比青蛙更为简便,故在实验中用途较广。蟾蜍发情时间为4 d~4周,每年2月下旬至3月下旬发情一次,产卵1 000~4 000个,寿命10年。

蟾蜍和青蛙是教学实验中常用的小动物。其心脏在离体情况下仍能较长时间有节奏地搏动,常用于心功能不全、致病因素对心脏的直接作用等模型。蛙舌和肠系膜是观察炎症和微循环变化的良好标本。另外,蛙类也可用于水肿和肾功能不全的实验。

小鼠、大鼠和兔的常用生理生化指标的正常值见表2-1-1。

表2-1-1 常用生理生化指标

动物种	体温/℃	呼吸数/(次/min)	脉搏/(次/min)	血压/mmHg	红细胞数/百万	血红蛋白/(g/100ml)	血细胞容量值/%	红细胞直径/μm
小鼠	38.0 37.7~38.7	128.6 118~139	485 422~549	147 133~160	9.3 92~118	12~16	54.6	5.5
大鼠	38.2 37.8~38.7	85.5	344 324~341	107 92~118	8.9 7.2~9.6	15.6	50	6.6
家兔	39.0 38.5~39.5	51 38~60	205 123~304	89.3 59~119	5.7 4.5~7.0	110.4~15.6	33~44	7.0

(二)实验动物的选用原则

机能学实验研究选用何种动物,是必须认真考虑的问题。任何使用实验动物进行实验的目的都是用最少的动物数量达到最大的准确度、最好的稳定性和可重复性。因此,要根据实验的目的、内容和特点选用符合要求的动物。实验动物的选择一般遵循以下几个原则:

1. 选用与人的机能、代谢、结构及疾病特点相似的实验动物。
2. 选用对实验敏感或患有人类疾病的动物。
3. 选用解剖、生理特点符合实验要求的动物。

第二节　动物实验基本操作技术

一、实验动物的抓取与固定

（一）蟾蜍

将蟾蜍背部靠左手心,拉直四肢,并用手指夹住其肢体固定。若需长时间固定,可在捣毁脑脊髓后,用大头针将四肢分别钉在蛙板上,或用棉绳捆缚四肢远侧端,然后固定在蛙板上。破坏脑脊髓方法有三种:

1. 俯式捣毁法。是最常用的方法。以左手持蟾蜍,将其腹面朝向手心,前肢夹在食指和中指之间固定,后肢夹在无名指和小指之间固定,并用拇指按压蟾蜍头部使之下俯 $30°\sim40°$;然后右手持金属探针沿蟾蜍头部的中线下划,可触及一凹陷处,即为枕骨大孔。将探针从枕骨大孔垂直刺入 $1\sim1.5$ mm,再向前刺入颅腔,左右搅动(可感觉到探针与颅骨壁的碰击),破坏脑组织;再将探针退回至进针处,但不拔出而是转向后方刺入椎管,破坏脊髓。

2. 仰式捣毁法。将蟾蜍仰卧于蛙板上,拉开下颌,右手持探针在颅底两眼之间向前下刺入颅腔,用探针在颅腔内向四周捣毁脑组织,然后将探针退至黏膜下,针尖向后平行刺入椎管内以破坏脊髓。

3. 横断脊柱后捣毁法。左手持蟾蜍,右手持粗剪刀,在两腋窝稍下横断脊柱,然后在脊柱呈白色的脊髓断面处向上插入探针破坏脑,再向下插入探针破坏脊髓。

脑脊髓破坏彻底的标志是:四肢(尤其是下肢)肌紧张消失,并常有尿失禁的情况。如蟾蜍的四肢还在乱动,表明脊髓未彻底捣毁。抓取蟾蜍时,勿挤压双侧耳部毒腺,若不慎毒液射入眼内,需立即用清水冲洗眼球片刻,防止毒液伤害。

（二）小鼠

用右手提起尾部,放在实验台上,在其向前爬行时,用左手抓住两耳及头部皮肤,再置小鼠于左手心,拉直四肢并用手指夹住肢体固定,右手可进行注射或其他操作(图 2-2-1)。

（三）大鼠

右手轻轻抓住其尾部向后轻拉,左手抓紧鼠两耳及头颈部皮肤,并将其固定在左手中,右手可行操作。大鼠牙齿锋利,为避免咬伤,操作要轻,不可鲁莽;必要时应戴上棉纱手套。如果方法掌握不好,或大鼠凶猛,可用卵圆钳夹鼠颈部抓取。长

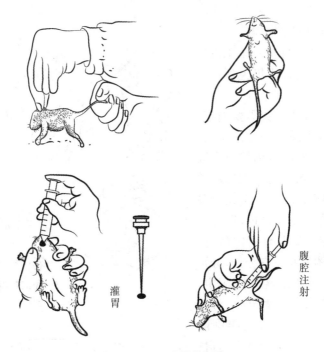

灌胃

腹腔注射

图 2-2-1 小鼠的抓取

时间固定时,可参照固定兔的方法,根据不同实验要求放在特制的有机玻璃罩内或鼠台上加以固定。

（四）豚鼠

迅速用手抓住豚鼠背部的肩胛上方,轻握其颈部,使其仰卧,可进行注射等操作。体重大的豚鼠,可用另一手托其臀部。长时间固定的方法可参照兔和大鼠,或依实验要求而定(图 2-2-2)。

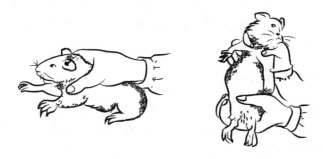

图 2-2-2 豚鼠的抓取

（五）兔

用一手抓住颈部皮毛，另一手托住其臀部或腹部即可。单手倒提兔臀部、单手提兔背或提兔耳均系错误抓法（图2-2-3）。

固定方法可依实验需要而定。一般学生实验多采用卧位固定法。采用仰卧位时，四肢可用粗布带固定，布带一端缚扎于前后肢的踝关节以上部位（图2-2-4），扎两前肢的布带在兔背后交叉穿过，压住对侧前肢后固定在实验台两侧（背位交叉固定）。两后肢左右分开，分别固定在实验台尾端。兔头部固定，可用特制的兔头夹。固定时，将已麻醉兔的颈部卡在兔夹的半圆圈内，并把兔嘴部伸入圆形铁圈内，拧紧其固定螺丝。也可用一粗棉绳钩住兔门齿，固定在兔手术台头端铁柱上。采用俯卧位时（特别是头颅部实验），常用马蹄形头固定器。先剪去两侧眼眶下部的一小块皮毛，

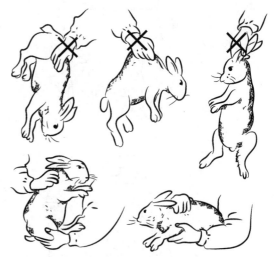

图2-2-3　兔的抓取

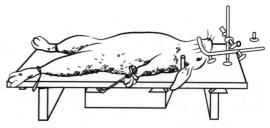

图2-2-4　兔的固定

暴露出颧骨突。用1 mm钻头钻一小孔，将固定器两侧的尖头金属棒嵌在两上门齿的齿缝之间。若想使动物头部上仰，可将中间的金属柱上提；若想使动物头部下仰，则可将此柱放低。俯卧位时，前肢不必交叉，其余同仰卧位。若兔手术台附有固定四肢的弹簧夹，则只需将四肢分开，分别用弹簧夹夹住。颅部实验的兔头部固定方法将在有关实验或特殊操作技术中介绍。

二、实验动物的麻醉

在动物实验中，掌握正确的麻醉技术与方法对于顺利进行实验并获取较为准确的实验结果至关重要。根据实验目的对不同种类的动物采用恰当的麻醉药物和剂量是麻醉成功的保证。

（一）麻醉药品的分类

麻醉药品可分为两类：吸入性麻醉药物和非吸入性麻醉药物。

1. 吸入性麻醉药物。乙醚是最常用的吸入性麻醉剂，一般适用于实验动物的全身麻醉。具有无色透明、极易挥发、具刺激气味的特性。其作用机制为抑制

中枢神经系统,使肌肉松弛。具有应用范围广、适合于各种动物、麻醉安全系数较大、麻醉深度易于掌握等优点。缺点为对上呼吸道黏膜有较强的刺激作用,使分泌物增加,易使动物发生呼吸道阻塞。因此,使用中应注意观察动物呼吸道是否通畅。

其他吸入性麻醉药物包括三氟乙烷、氯仿等,在教学实验中应用较少。

2. 非吸入性麻醉药物

(1)巴比妥类药物:具有镇静及催眠效应。根据其作用时限可分为长、中、短、超短时作用4类。其作用机制主要是阻止神经冲动传入大脑皮质,从而对中枢神经系统产生抑制作用。

(2)氯胺酮:主要阻断大脑联络径路和丘脑投射到大脑皮质各部分的径路,选择性地阻断痛觉,是一种具有镇痛效应的麻醉剂。注射后,可使整个中枢神经系统出现短暂的、自浅向深的轻微抑制,称为浅麻醉。

(3)氨基甲酸乙酯(乌拉坦):多数实验动物都可以使用,尤其适用于小动物。麻醉机制尚待进一步研究和证实。

(4)水合氯醛:为乙醛的三氯衍生物,对中枢神经系统的抑制作用类似于巴比妥类药物。

(二)常用麻醉药物的选择与用法

动物实验中,不同动物的全身麻醉剂用量与用法见表2-2-1。

表2-2-1　全身麻醉剂用量与用法

动物	给药途径	盐酸氯胺酮/ (mg/kg)	戊巴比妥/ (mg/kg)	硫喷妥钠/ (mg/kg)	水合氯醛 (10%)/ (mg/kg)	乌拉坦 (20%)/ (g/kg)
小鼠	i. v.	—	35	25	—	—
	i. p.	—	50	50	400	—
	i. m.	22～24	—	—	—	—
大鼠	i. v.	—	25	20	—	—
	i. p.	—	50	40	300～400	0.75～1
	i. m.	22～24	—	—	—	—
兔	i. v.	—	30	20	—	—
	i. p.	—	40	—	—	1.0
	i. m.	22～44	—	—	—	—

(三)麻醉技巧

由于动物的个体差异以及对麻醉药物的耐受性不同,因此,在给动物施行麻醉的过程中,控制麻醉深度和掌握麻醉技巧十分重要。

1. 麻醉的基本原则

不同麻醉药物的麻醉作用机制、起效时间、维持时间和药物的毒性作用均不相同。用药前,应详细了解各种麻醉药物的作用机制和特点。同时,根据实验目的及动物种类、品系、年龄、性别、健康状况选择适当的麻醉药物也是不可忽视的因素之一。如对大鼠实施麻醉时,有两种方法可供选择,一是腹腔注射方法,二是肌肉注射方法。用氨基甲酸乙酯进行麻醉手术时,腹腔注射的方法麻醉效果出现得较快,但是极易出现呼吸、心律不规则的变化;而肌肉注射方法尽管效果出现得较慢,但是安全系数较大,不易出现呼吸、心律异常的改变。如果以氨基甲酸乙酯与氯醛糖合用,则麻醉效果更佳。

2. 麻醉的基本技巧

(1) 给药途径。选择给药途径的原则是:可腹腔注射的药物不必通过静脉给药,可肌肉注射的药物也应避免腹腔注射。其给药途径应按肌肉、腹腔、静脉的顺序。

(2) 给药速度。静脉注射麻醉药物时,开始给药的速度可稍快,即先给予总量的1/3,以求动物能顺利、快速地度过兴奋期。后2/3剂量的给药速度宜慢,且边注射、边观察动物生命体征的变化(心跳、呼吸等)。当确定已达到麻醉效果时,即可停止给药,不必急于将剩余的麻醉药物全部推入。

(3) 动物麻醉效果的判断。动物达到麻醉效果的状态是:肢体肌肉松弛,呼吸节律呈现深而慢的改变,角膜反射存在、较为迟钝,躯体呈现自然倒下,此时为最佳麻醉效果。若麻醉剂量已给足,动物仍有挣扎、兴奋等表现时,应观察一段时间,确认动物是否已度过兴奋期,切不可盲目追加麻醉药物。避免因麻醉过深,抑制心跳、呼吸中枢而导致动物死亡。

(四) 麻醉方法

1. 吸入法

常用乙醚吸入法。各种动物均可用。该法优点是麻醉深度易掌握,较安全,麻醉后恢复迅速,适用于实验操作时间短,又需要在清醒条件下观察动物整体变化过程的实验。缺点是乙醚局部刺激作用大,它刺激上呼吸道使黏液分泌增加,而且麻醉出现时间快,需密切观察,防止窒息或麻醉过深而死亡。学生实验常用大、小鼠。使用时置动物于玻璃钟罩或烧杯中,将浸有乙醚的棉球或纱布放入容器内,动物麻醉后取出做实验。若在实验操作过程中动物开始苏醒,可用乙醚棉球置于鼻旁以维持麻醉状态。如果效果不好,可再将动物置于容器,按前法继续吸入乙醚。麻醉过程中必须随时观察动物变化,防止其麻醉过深而死。

2. 静脉麻醉

静脉麻醉是常用的麻醉方法。猫、兔、狗等均适用。它是通过静脉穿刺给药，狗多用位于前肢上方背侧正前的头静脉。家兔多用耳缘静脉(图2-2-5)。

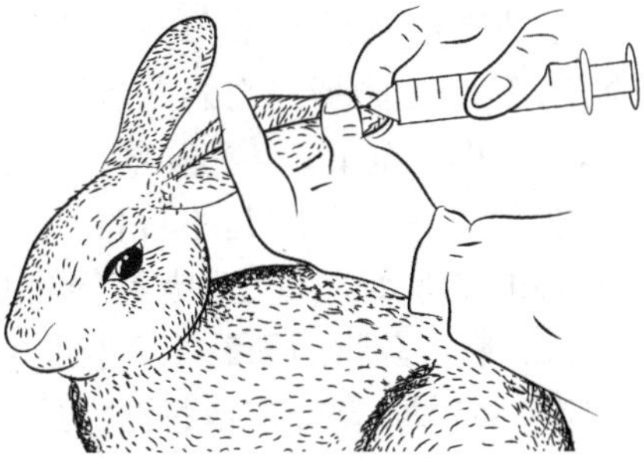

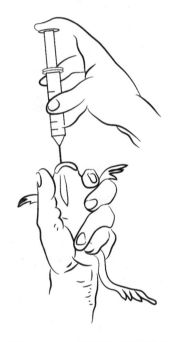

图2-2-5　家兔耳缘静脉注射方法

麻醉家兔时，一人固定兔身(或用固定器将兔固定)，注射前剪去或拔掉耳背面外侧静脉注射部位的被毛，用酒精棉球擦兔耳或用手搓、手指轻弹兔耳，使血管充血。左手拇指和中指按住耳尖，食指垫在兔耳注射处的下面，右手持注射器，先从耳尖血管开始注射，约以30°角刺入，用左手拇指、食指将兔耳和针头一并固定，右手注入药液。注射药液时感到很畅通，无任何阻力，证明针头是在血管内。若针芯推移不顺或局部皮下肿胀发白，药液不是自血管内成细流进入时，需抽出重注。注射药液后，用棉球按在进针口处，轻轻揉压片刻，以防出血。麻醉家兔常用质量浓度为200 g/L氨基甲酸乙酯(乌拉坦)，按体重计算剂量为0.75～1.0 g/kg。麻醉狗常用戊巴比妥钠，其剂量为30 mg/kg。

3. 腹腔麻醉

腹腔麻醉常用于豚鼠、小鼠、大鼠或其他麻醉途径失败的动物。麻醉时将药物注入左下腹或右下腹腔内，注药时需将注射器回抽，观察有无回血，防止损伤内脏及直接将药物注入血液。腹腔麻醉优点是操作简单，缺点是出现麻醉时间长、药量不易控制。

图2-2-6　蛙类淋巴囊注射法

4. 蛙类淋巴囊注射法

此法用于蛙类给药，因蛙皮下有几个淋巴囊，注入药物易于吸收。若进行胸淋巴囊注射，可将蛙仰握持于左手中，右手将注射器的针头插入口腔黏膜，药物经下颌肌层进入皮下淋巴囊。一次可注入0.25～1 ml药液(图2-2-6)。

(五)使用麻醉药物的注意事项

1. 由于动物的个体差异，其对麻醉药物的耐受性差别很大。因此，麻醉动物应根据药物的常用剂量和动物的机能状态来决定麻醉药的实际用量。一般说来，衰弱和过胖的动物，其单位体重所需的剂量较小，不可机械地把按体重计算出的用量匆忙注入。动物达到麻醉的基本状态,以呼吸变得深而慢,睫毛反射或角膜反射迟钝、肌肉松弛、躯干自然瘫倒为度。总的原则是:开始给药稍快,以快速度过兴奋期;后大流量药液宜慢,并且边注射边观察动物状态;若已达麻醉状态,要停止给药,不必推入全量。若药物剂量已给足,动物有时处于兴奋状态、挣扎,观察一段时间,看是否兴奋期未过,不可盲目加深麻醉,以免引起动物死亡。万一动物呼吸停止,必须立即实施人工呼吸等急救措施,待其恢复自主呼吸后再进行操作。

2. 麻醉药物的剂量计算应准确,特别是在静脉注射操作中,漏于皮下、肌肉的量应一并计算,防止麻醉过深。追加麻醉药时,一次不宜超过总量的1/5。

3. 乙醚是挥发性很强的液体,极易燃烧,应盖紧瓶塞,使用时要远离火源;储存时避光,不能放在冰箱内,以免遇电火花造成爆炸事故。

4. 动物在麻醉期体温下降,要采取保温措施。如需要观察体温变化,可在动物肛门内插入体温计。在寒冷冬季做慢性动物实验时,应将麻醉剂加热至动物体温,再进行注射。

第三节　实验动物的血液抗凝

一、体内抗凝

体内抗凝常用1‰肝素钠溶液进行静脉注射,用量一般为500～1 250 U/kg(4～10 mg/kg)。

市售肝素钠注射液规格一般为12 500 U/2ml,相当于100 mg(125 U＝1 mg)。取1支肝素钠注射液(含100 mg/2ml),加入生理盐水8 ml即可配制成1‰肝素钠溶液10 ml。

注意:① 不能超量静脉注射肝素钠溶液,否则容易引起出血。② 不能用枸橼酸钠溶液或草酸钾溶液作体内抗凝剂,否则会引起低钙血症。

二、体外抗凝

(一)肝素钠溶液

1. 采血试管的抗凝取1‰肝素钠溶液0.1 ml于一支干净试管内,80～100 ℃烘干,每管可使5～10 ml血液不凝。

注意:① 采血注射器和试管必须干净,否则容易引起溶血。② 要沿试管壁缓缓注入血液,注完后将试管置于两手掌间,倾斜45°轻轻滚动试管,使血液和抗凝剂充分混合。

2. 动脉插管的抗凝取0.3‰～0.5‰的肝素钠生理盐水充满压力换能器及连接的动脉插管,用于实验动物的血压测量和动脉放血。

3. 静脉插管的抗凝用 0.1% 肝素钠生理盐水充管即可。

（二）枸橼酸钠溶液

1. 采血试管的抗凝。配制成 3.8% 的水溶液，0.1 ml 枸橼酸钠溶液可使 1 ml 血液不凝。

2. 动脉插管的抗凝。兔用 4%～5% 的水溶液，狗用 7%～8% 的水溶液充满压力换能器及连接的动脉插管，用于实验动物的血压测量。

（三）草酸钾溶液

配制成 2% 的水溶液，0.1 ml 草酸钾溶液可使 1～2 ml 血液不凝。

（四）草酸盐溶液

取草酸铵 1.2 g，草酸钾 0.8 g，加入 4% 甲醛溶液 1.0 ml，再用蒸馏水加至 100 ml。0.5 ml 草酸盐溶液可使 5 ml 血液不凝。本溶液可供测定红细胞容积用。

第四节　实验动物的常用取血法

在机能学实验中，经常需要采取动物的血液进行检验及分析，因此掌握正确的取血方法很有必要。下面介绍几种常用实验动物的取血法。

一、狗取血法

（一）后肢小隐静脉或前肢皮下头静脉取血

后肢外侧小隐静脉在后肢胫部下 1/3 的外侧浅表的皮下。前肢皮下头静脉在前肢上方背侧的正前位。抽血时先绑住狗嘴，由助手固定住（可用狗钳）头颈部不让其挣扎，另一手紧抓静脉上端使静脉充盈，也可以用一段胶管在上端结扎阻断静脉血液回流使静脉充盈，取血者用剪刀剪去拟取血部位的被毛（需要防止感染时先用碘酒、乙醇消毒局部皮肤）后，用带有 8 号或 9 号针头的注射器，与血管呈约 45° 角刺入皮下，顺着血管轻轻向上，同时稍微用力回抽针栓，如成功刺入血管，血液流入注射器，抽取所需的血量后拔出针头，以干棉球压迫止血。取血的进针部位应从远端开始，如果一次取血失败，可继续向近心端选择进针部位。

（二）颈外静脉或颈总动脉取血

常用于实验中需要多次采血或同时进行手术观察其他项目的动物。动物麻醉固定后，做颈部手术分离出颈外静脉或颈总动脉，进行颈外静脉、颈总动脉插管取血。为保证能够多次顺利取血，颈外静脉的插管最好插入 10～15 cm，达到右心房口，每次取血完毕，用 0.1% 肝素生理盐水或生理盐水充满插管，下一次取血时把插管内生理盐水排净后再取血，也可直接用注射器针头向颈外静脉的头侧或颈总动脉的近心端刺入取血。

（三）股动脉或股静脉取血

首先分离出股动脉或股静脉（见本章第六节"股部手术"），再进行股静脉或股动脉插管取血或直接取血，方法同颈外静脉、颈总动脉取血法，也可以不手术分离血管，直接穿刺取血。

（四）心脏穿刺取血

狗麻醉后，固定于手术台上，前肢在背后交叉固定，暴露胸部，在左胸第 3～5 肋间剪去被毛，触摸心跳位置，取心跳最明显处用带有 6 号或 7 号针头的注射器，垂直刺入心脏，当针头顺利进入心脏时，可感觉针头在随心跳搏动，血可自动涌入注射器，如不顺利，可将针头稍微轴向转动或调节刺入的深度，但不可左右摆动太大，以免损伤心肌或造成胸内大出血。

二、兔取血法

（一）耳缘静脉取血

把兔固定在箱内或仰卧固定于兔手术台上，在耳背部找到耳缘静脉拔去取血部位的被毛，用手指轻弹耳廓或用二甲苯或 70％乙醇棉球涂擦局部，使局部血管扩张，用 5 号或 6 号半注射器刺入血管内徐徐抽动针栓取血。取血不多时可以用针头或刀片直接刺破血管后让血液自然流出，用吸管取血，或直接滴入盛器中。采血完毕用干棉球压迫止血。

（二）耳中央动脉取血

将兔先固定于兔箱内或兔手术台上，在兔耳的中央找到一条颜色鲜红、较粗的血管，即中央动脉。用左手固定兔耳，右手持注射器，在其末端向心方向刺入动脉可取血，取血后用干棉球压迫止血。注意进针部位，一般不选耳根部，因为该处软组织较多，容易穿透血管造成皮下出血，中央动脉容易发生痉挛性收缩，应让其充分扩张后取血。

（三）颈外静脉、颈总动脉、股静脉及股动脉取血

方法同狗颈外静脉、颈总动脉、股静脉、股动脉取血法。

（四）心脏取血

方法同狗心脏取血法。

三、大鼠和小鼠取血法

（一）尾静脉取血

用于小量取血，将鼠身固定或麻醉，鼠尾浸泡在 45 ℃左右的温水中几分钟，或用二甲苯、乙醇棉球涂擦，扩张尾部血管，擦干后，剪去尾尖 0.3～0.5 cm，让血滴入盛器内或用血红蛋白吸管吸取，必要时，可从尾根向尾尖挤压取血。取血结束时，以干棉球压迫止血。此法小鼠每次可取血 0.1 ml。

（二）眶后静脉丛取血

准备好长约 10 cm 的玻璃管,一端烧制成直径 1～1.5 mm、长约 1 cm 的毛细管,另一端渐大成喇叭形,事先充入 1％肝素溶液浸润内壁并烤干备用。取血时,左手拇指和食指抓住两耳之间的头部皮肤,使头部固定,轻轻压迫动物颈部两侧,阻断头部静脉血液回流,使眼球充分外突,眶后静脉丛充血,右手持毛细管与鼠面成 45°角,刺入下眼睑与眼球之间,轻轻向眼底方向移动,并向下捻动,大鼠刺入 4～5 mm,小鼠 2～3 mm 可达眶后静脉丛,稍加吸引,血流入毛细管,达到所需血量时,拔出玻管松开左手,自可止血。也可用带有 7 号针头的 1 ml 注射器代替玻管取血。这种方法小鼠一次可取血 0.1～0.3 ml,大鼠可取血 0.5～1 ml。

（三）断头取血

需血量大,而且不需动物存活时可用此方法。用剪刀剪去鼠头,鼠颈向下,把血流入备有抗凝剂的容器中。注意防止动物毛等杂物流入容器引起溶血。此法小鼠可取血 0.8～1.2 ml,大鼠可取血 5.0～10.0 ml。

（四）颈静脉、颈动脉、股动脉、股静脉取血

方法同狗颈静脉、颈动脉、股动脉、股静脉取血法,但操作难度较大。

四、豚鼠取血法

（一）耳缘切割取血

用刀片割破耳缘,用 1％肝素或 20％枸橼酸钠涂抹切口边缘,血可流出,用吸管吸取血液或直接装入盛器。此法可采血 0.5 ml。取血完毕,压迫止血。

（二）心脏取血

同狗心脏取血法。也可在麻醉动物后开胸直接取血。此法可取血 15～20 ml。

第五节　实验动物的处死法

动物实验结束后,不需继续观察的动物需要处死。另外迅速繁殖的动物、患病的动物、需要摘除某部位器官组织进一步检查的动物都需要处死。我们要用仁爱之心对待动物。当动物需要为人类医学研究做出牺牲时,我们要尽量减少动物死亡过程的痛苦。正确的处死动物方法以死亡时间短、挣扎少以及脏器细胞改变少为原则。处死的方法根据动物种类、大小及实验目的来决定。

一、大量放血法

大、小动物均可使用此方法。从颈总动脉或股动脉放血造成大出血休克而致死。实验中已分离出颈总动脉、股动脉的动物常用此法。

二、开放性气胸法

在动物胸壁剪开一个口,造成开放性气胸,肺脏因大气压缩发生萎陷,纵隔摆动,动物发生急性呼吸衰竭而死。

三、空气栓塞法

适用于较大的动物。从静脉注入一定量的空气,空气随着血流循环到全身,阻塞冠状动脉、肺动脉,造成血循环障碍而死。一般兔注入 40～50 ml 空气,狗注入 100～200 ml 空气,可很快致死。

四、化学药物致死法

此方法适用于各种动物,静脉内注入一定量的氯化钾、过量麻药等可使动物很快死亡。氯化钾使心肌失去收缩能力,心跳停止而死。兔注入 10% 氯化钾 5～10 ml,狗注入 20～30 ml 可致死。

五、打击法

适用于小鼠、大鼠、豚鼠、兔等动物。方法:① 手提起大小鼠尾部,用力摔打,使头部碰地可立即死亡。② 用手或木锤击打头部,使动物大脑中枢受破坏而死亡;豚鼠、兔等可用此方法。

六、颈椎脱臼法

常用于大鼠、小鼠,用左手或大镊子压住鼠头,右手抓住鼠尾向后拉,颈椎脱臼后动物迅速死亡。

七、断头法

适用于大鼠、小鼠、豚鼠,左手拇指和食指夹住鼠的肩部,用利剪在动物的颈部将头剪断,动物断头出血而死。

八、破坏脑脊髓法

常用于青蛙和蟾蜍。左手抓住青蛙,背部朝外,拇指按压背部,食指按压头部前端,在鼓膜连线与头正中线的交叉处找到枕骨大孔(可触及凹陷),右手持探针,刺入枕骨大孔,将探针尖端转向头端探入颅脑,捣毁脑组织,再将探针尖端转向尾端刺入椎管,破坏脊髓。如脑和脊髓成功破坏可感觉到动物四肢肌肉完全松弛。操作过程要注意勿让分泌物溅入眼内。如不慎溅入应用水冲洗干净。

第六节　机能学实验基本操作技术

一、常用离体标本制备

（一）坐骨神经干标本制备

所用动物多为蟾蜍或蛙。

1. 破坏脑脊髓。见本章第二节。常用刺蛙针插入枕骨大孔破坏脑、脊髓的方法处死。左手握蛙，用拇指按压背部，食指按压头部前端，使头前俯；用右手由头端沿正中线向下滑动，至耳鼓膜后缘连线前约 3 mm 处可触及一横沟，其中点相当于枕骨大孔位置（见图 2 - 6 - 1）。用探针由此处垂直刺入枕骨大孔，折入颅

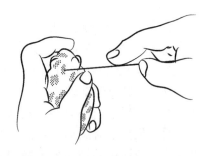

图 2 - 6 - 1　蛙脑脊髓破坏方法

腔，左右捻转探针，以破坏脑组织；其后，将探针退至枕骨大孔，将针头转向后，刺入椎管，以破坏脊髓。此时，如蛙四肢松软，呼吸消失，表明脑和脊髓已完全破坏。

2. 除去躯干上部及内脏。用中式剪刀在骶髂关节水平以上坐骨神经起始处上缘 1 cm 处剪断脊柱，左手捏住脊柱下方断端，注意不要损伤腹侧面两侧的坐骨神经干，使蛙头和内脏自然下垂，右手持中式剪刀沿脊柱两侧剪除一切内脏及头胸部，留下后肢、骶骨、部分脊柱及紧贴于脊柱两侧的坐骨神经。

3. 剥皮、分离两腿。先剪去肛周一圈皮肤，然后一手捏住脊柱断端，另一只手捏住断端边缘皮肤向下剥掉全部后肢皮肤。再用粗剪刀将脊柱沿正中线剪开分为两半，标本放在盛有任氏液的培养皿中，洗净手及用过的器械。

4. 游离坐骨神经。取一个下肢标本，腹面朝上置于蛙板上，滴加任氏液于标本上。用大头针固定脊柱和后肢末端，此时清楚可见白色粗大的神经自脊柱侧面发出，用玻璃分针划开神经表面筋膜及坐骨大孔处组织，并于神经近脊柱端穿线结扎，于结扎处近心端剪断神经。手持结扎线轻轻提起神经，用眼科剪靠神经干剪断神经分支，直到腹股沟坐骨神经大孔处。翻转标本背面朝上固定，用玻璃分针在股二头肌与半膜肌之间分离出坐骨神经（图 2 - 6 - 2），从坐骨神经大孔处提起神经，向下分离，剪断分

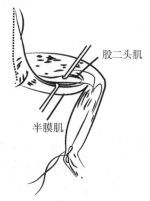

股二头肌

半膜肌

图 2 - 6 - 2　坐骨神经标本背面示意图

支,游离至腘窝处。在此处坐骨神经分成小腿内侧的胫神经和外侧的腓神经,保留其中较粗的一根,剪断另一根。分离保留的一根至踝关节处,直到足部用线结扎,在结扎处外周端剪断,即可游离坐骨神经干标本,将其放入盛有任氏液的培养皿中备用。标本制成后,浸于任氏液中约 10~20 min,其兴奋性相对稳定后即可用于实验。

注意事项:① 制备坐骨神经干标本时应做钝性分离,避免过度牵拉或用金属器械、手捏碰神经干;② 制备标本时应随时对神经干滴加任氏液,以保持神经湿润。

(二) 离体骨骼肌标本制备

常用蛙类离体骨骼肌标本。

1. 坐骨神经-腓肠肌制备

从破坏脑脊髓至游离坐骨神经等步骤同坐骨神经-腓神经标本的制备。将游离干净的坐骨神经搭于腓肠肌上,在膝关节周围剪掉全部大腿肌肉并用粗剪刀将股骨刮干净,然后在股骨中上部剪断股骨。用镊子将腓肠肌跟腱分离并穿线结扎,结扎后剪断跟腱,左手执线提取腓肠肌,以细剪刀剪去其周围相连组织,仅保留腓肠肌起始点与骨的联系,在膝关节下将小腿剪去,这样就制得一个具有附着在股骨上的腓肠肌并带有支配腓肠肌的坐骨神经的标本(见图 2-6-3)。

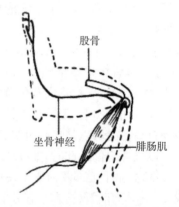

图 2-6-3　坐骨神经腓肠肌标本制备法

注意事项:① 制备过程中,不能使动物的皮肤分泌物和血液等污染神经和肌肉,但也不能用自来水冲洗,以免影响组织的机能;② 避免金属器械、手捏碰支配腓肠肌的神经分支;③ 剪断股骨时,应尽量保留一段较长的股骨,以作固定之用。

2. 离体蛙腹直肌标本制备

破坏蟾蜍脑脊髓,将其仰卧位固定于蛙板上。沿腹正中线剪开皮肤,暴露出自剑突至耻骨联合处的左右两条腹直肌,中间隔有腹白线。用剪刀沿腹白线将两条腹直肌分开,并与两侧腹斜肌分离,在每条腹直肌(宽 0.5 cm,长 2~2.5 cm)的两端穿线结扎,剪断后浸于任氏液中进行休整备用。

(三) 离体蛙心脏标本制备

用于离体心脏实验的动物分为冷血动物和温血动物,机能实验中较常用冷血动物蛙类的心脏。这里介绍两种离体蛙心脏标本的制备方法。

1. 斯氏(Straub)法的操作步骤

取蟾蜍或蛙一只,破坏其脑脊髓后仰卧位固定于蛙板上,剪开胸前区皮肤,剪去胸骨,暴露心脏,用眼科镊提起心包膜,再用眼科剪在心脏收缩时小心将其剪破,使心脏完全暴露出来。结扎右主动脉,在左主动脉下穿一根细线,打一虚结备用。用眼科镊轻提左主动脉,向心方向剪一"V"形切口,右手将装有任氏液的蛙心插管从切口插入主动脉(图2-6-4),然后向右主动脉方向移动插管,使插管长轴与心脏一致,当插到主动脉圆锥时,再将插管稍向后退,即转向左后方,左手用眼科镊轻提房室沟周围的组织。使插管插入心室,切忌用力过度或插管太深。此时可见插管内任氏液面随蛙心舒缩而上下波动,立即将预先准备好的虚结扎紧,并固定于插管的侧沟上。用吸管吸去蛙心插管内的任氏液和血液,以任氏

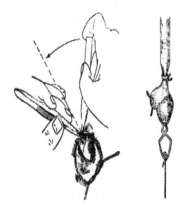

图2-6-4　斯氏蛙心插管法及装置

液冲洗1~2次,然后剪断两主动脉弓,轻提蛙心插管,以抬高心脏,在心脏背面静脉窦与腔静脉交界处用线结扎,注意勿结扎静脉窦,在结扎线外侧剪断血管,使心脏与蛙体分离。再用滴管吸取任氏液将蛙心插管内的血液冲洗数次,直到灌流液无色为止,然后将蛙心插管固定在铁支架上,以备实验用。

　　注意事项: ① 在左主动脉剪口前,应先用蛙心插管的细端置于脉球处与动脉平行以选择适宜的剪口,以免剪口过高或过低;② 插放好插管的蛙心存放在冰箱内,可供数日使用;③ 保持离体心脏外部湿润。

　　2. 八木氏法的操作步骤

　　同斯氏法打开蛙类胸腔暴露心脏。用眼科镊将已浸湿任氏液的一条线穿过主动脉下方,用另一条线穿过主动脉下方并尽量向远端结扎。结扎除主动脉及腔静脉外的全部血管,用镊子提起后腔静脉,在后腔静脉下用眼科剪剪一切口,把预先装有任氏液的八木氏静脉套管从此口插入(图2-6-5),用另一条线结扎固定,冲洗心脏,洗净淤血,再翻正心脏,绕主动脉干穿一条线备用。在左侧主动脉上剪一小口,将蛙心动脉套管插入,用线结扎固定,观察心脏每次收缩有无液体从动脉套管内流出,如果能顺利滴出液体,则剪断前

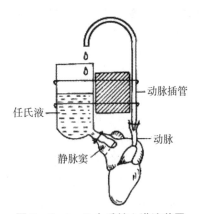

图2-6-5　八木氏蛙心灌流装置

后腔静脉和主动脉,使心脏脱离蛙体。将动脉套管与静脉套管合起来,让由动脉流出的液体流入有刻度的静脉套管内,如此形成离体循环系统。用任氏液反复洗换静脉套管内的灌流液,直到将残留的血液洗出,灌流液呈无色透明为止。将灌流装置固定在铁支架上,待进行实验。

注意事项：① 不要损伤静脉窦；② 保持离体心脏外部湿润；③ 静脉套管内任氏液页面高度应始终保持恒定；④ 血管不可扭曲，以免阻断血流。

（四）离体主动脉条

实验对象多为兔或大鼠。

取兔或大鼠一只，猛击其头致死，立即剖开胸腔，分离胸主动脉，尽可能于近心脏处将其切断，迅速置于盛有克氏液并通以95％氧气及5％二氧化碳的培养皿中，剔除血管外结缔组织及脂肪，洗去凝血块，轻轻套在较主动脉稍小的玻璃棒上。然后用眼科剪把主动脉作螺旋形剪开，制成宽约3 mm、长1.5～2 cm的主动脉条，两端分别用线结扎，置于盛有克氏液并通以95％氧气及5％二氧化碳的恒温37 ℃的麦氏浴管内，平行90～120 min后进行实验。也可把胸主动脉剪成一个个宽2 mm的动脉环代替血管条做实验。

注意事项：① 本标本勿用手拿，应以镊子取，不可在空气中暴露过久，以免失去敏感性；② 克氏液必须用新鲜蒸馏水配制；③ 余下的动脉条连同克氏液置于4 ℃冰箱中，1～2 d内仍可用于实验；④ 采用大鼠主动脉条时，可制成宽2～2.5 mm、长2～3 cm的主动脉条。

（五）离体肠管

实验对象为兔、豚鼠、大鼠等哺乳类动物。

取禁食数小时的动物，用木棰猛击动物头枕部使其昏迷，立即剖开腹腔，找出胃幽门与十二指肠交界处，以该处为起点取长20～30 cm的肠管；或找出回盲瓣，于该处找出回肠，取长20～30 cm的肠管。将与该肠管相连的肠系膜沿肠缘剪去，剪取所需肠管，迅速将标本放在4 ℃左右的台氏液中，去除附着的脂肪组织和肠系膜，用台氏液冲洗肠腔内容物。待基本冲洗干净后，再用4 ℃左右的台氏液浸泡，并将肠管剪成2～3 cm长的数段。也可根据实验要求把肠段制成纵肌或环肌标本。

注意事项：① 冲洗肠管时，动作要轻柔，不宜高压冲洗，以免组织挛缩。② 余下的肠段连同台氏液置于4 ℃冰箱中，12 h内仍可使用。

（六）离体子宫

子宫平滑肌标本多取自大鼠。

取160～240 g健康雌性大鼠，断乳后即与雄性鼠隔离，于实验前38～42 h皮下注射己烯雌酚0.4～0.6 mg，以促进动物进入动情前期，然后用阴道涂片法选择动情前期动物以供实验用。

用击打法或脊椎脱臼法处死大鼠，剖腹取出子宫，立即置于盛有乐氏液的玻璃皿中，玻璃皿内放少许棉花，将子宫平放在浸湿的棉花上，仔细剥离附着于子宫壁上的结缔组织和脂肪，然后将子宫的两角在其相连处剪开，取一条子宫角，两端分别用线结扎，以供实验用。

注意事项：① 操作过程避免过度用力牵拉，以免损伤子宫组织，操作时间越短越好；② 根据实验要求亦可用雌性未孕豚鼠离体子宫标本。

（七）离体气管

离体气管标本多取自豚鼠。

1. 气管连环标本。豚鼠 1 只，体重 500 g，用木槌击毙，立即从腹面正中切开皮肤和皮下组织，细心分离出气管，自甲状软骨下剪下整段气管，置于盛有 Kerbs 营养溶液的平皿中，剪除气管周围组织。从软骨环之间由前向后和由后向前进行交叉横切，均不完全切断，保留一小段。从上到下约横切 10～15 处。然后两端上线，一端固定，另一端拉开，即成气管连环（图 2-6-6）。

2. 气管螺旋条标本。将气管由一端向另一端螺旋形剪成条状，每 2～3 个软骨环剪一个螺旋。亦可用一根直径 2～3 mm 的玻璃棒或竹棒，将气管套在其上，用剪刀剪或用手术刀切成螺旋状。可整个螺旋长条作一只实验标本，也可用半段螺旋条作一标本（见图 2-6-7）。

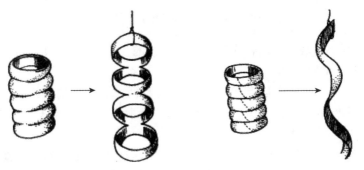

图 2-6-6　气管连环标本制备法　　图 2-6-7　气管螺旋条标本制备法

注意事项：分离气管及制作气管螺旋条标本时，动作要敏捷而轻柔，切勿用镊子夹伤气管平滑肌。

二、头部手术

实验生理科学中常有神经系统实验，如去大脑僵直、大脑皮层功能定位及诱发电位等。

这里以兔为代表，介绍脑的结构与头部手术操作。

（一）脑结构

脑结构兔脑结构分为五部分（图 2-6-8）。

1. 大脑。兔大脑较发达，但表面平滑，很少有脑沟和脑回。大脑半球前方发出很大的椭圆形的嗅叶，从嗅叶发出嗅神经。两大脑半球之间有一深的纵沟，将此沟轻轻剥开，在沟底部可见联络两半球的纤维束，叫胼胝体。

2. 间脑。背面为大脑半球所遮盖。在大脑两半球之间的后缘处，有一具长柄

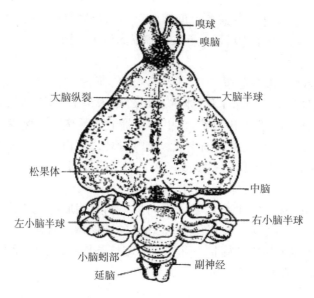

图 2－6－8　兔脑背面示意图

的松果体,一般不易观察到。在腹面有一对白色的视神经交叉,其后方为脑漏斗,漏斗末端是圆形的脑垂体。

3. 中脑。背面亦被大脑半球遮盖,小心地将两大脑半球的后缘分开,可以看到四个圆形突出,叫四叠体。腹面可以看到一对大脑脚,它是大脑梨状叶后方两侧的突起。

4. 小脑。小脑也较发达,有五部分。背面中间是蚓部,其上有横的皱襞;蚓部两侧是一对小脑半球;其侧面有一对向外突出的小脑旁绒球。小脑腹面可见到横行的神经纤维束,叫脑桥。

5. 延脑。位于小脑的后面,其背面前半部为小脑的蚓部所遮盖。延脑之后接脊髓。

（二）兔大脑皮质分离术

兔大脑皮质分离术将麻醉后的兔腹位固定于兔手术台上。用手术刀沿头部眉间至枕部将头皮纵行切开,以刀柄剥离肌肉与骨膜,在距正中线 1 cm 左右的颅骨处用骨钻开孔,勿伤硬脑膜。再以骨钳将创口向前扩大,暴露大脑前端,向后扩展到枕骨结节,暴露双侧大脑半球的后缘。若有出血可用骨蜡止血。在接近头骨中线和枕骨时,要特别注意防止伤及矢状窦与横窦,以免大量出血。由于硬脑膜紧贴在颅骨内面骨膜上,有时易与颅骨同时被取下,用小镊子夹起硬脑膜,仔细剪去。暴露出大脑皮质,即可按实验要求进行操作、观察。注意事项:暴露皮层后,将 37 ℃左右的液状石蜡滴在皮层表面,以防止干燥。

三、颈部手术

颈部手术主要以兔、狗、猫、大鼠、豚鼠为实验对象。将动物仰卧位固定于手术台上,然后进行实验。

（一）颈部切开剪去颈前皮肤上的毛

用手术刀在喉头与胸骨上缘之间沿颈腹正中线做一切口。切口的长度：大鼠或豚鼠为 2.5～4 cm,兔、猫为 5～7 cm,狗为 10 cm,用止血钳分离皮下结缔组织,然后将切开的皮肤向两侧拉开,可见到颈部 3 条浅层肌肉：

1. 胸骨乳突肌：起自胸骨,斜向外侧方头部颞骨的乳突处,在狗称为胸头肌。左右胸骨乳突肌呈"V"形斜向分布。

2. 胸骨舌骨肌：起自胸骨,止于舌骨体,位于颈腹正中线,左右两条平行排列,覆盖于气管腹侧面。

3. 胸骨甲状肌：起自胸骨和第一肋软骨,止于甲状软骨后缘正中处。

（二）气管切开及气管插管术

气管切开术是哺乳类动物急性实验中常做的手术。一方面切开气管和插入气管插管可保证呼吸通畅;另一方面为实验要求做准备。

气管位于颈部正中,胸骨舌骨肌和胸骨甲状肌背侧。分开肌肉,用弯形止血钳沿气管边缘向对侧和向上下两侧方向,将气管周围组织分离。气管背侧为食管,注意止血钳勿过深,防止损伤食管及周围小血管。从甲状软管向下分离气管约 2～3 cm 长,穿一较粗线于其下。左手提起线,右手持手术剪刀于两软骨环间,剪一"⊥"形切口。横切口约为气管圆周的一半,纵切口约为 0.5～0.7 cm。再将气管套管由切口向胸骨端插入,并用线结扎好。第一次结扎套管于气管,然后将线于套管分叉处再结扎一次,以防止气管套管脱落。注意插气管时,动作轻柔,若见气管内有血液,应取出套管擦尽血液;如动物气道内有呼噜声,并有呼吸困难,可用连有细胶管的注射器进行抽吸。然后再重新插管,保证气道畅通。

颈部手术及其他部位手术一样,应动作轻柔,力戒粗暴操作。不能用止血钳夹血管、神经、皮肤等组织。手术中注意及时止血,若是微血管出血,可用温湿生理盐水纱布压迫止血;小血管出血可用止血钳夹住出血部位止血;较大血管出血则应结扎血管,并报告老师。

（三）颈部神经、血管分离的基本方法

首先应了解兔颈部神经、血管分布(图 2-6-9)。

神经和血管都是比较娇嫩的组织,因此在剥离的过程中应细心,动作要轻柔,切不可用有齿镊子进行剥离,也不可用止血钳或镊子夹持,以免其结构和机能受损。

剥离颈部较粗大神经和血管时,先用止血钳将神经或血管周围的结缔组织稍加分离,然后在神经或血管附近结缔组织中插入大小适合的止血钳,顺着神经或血

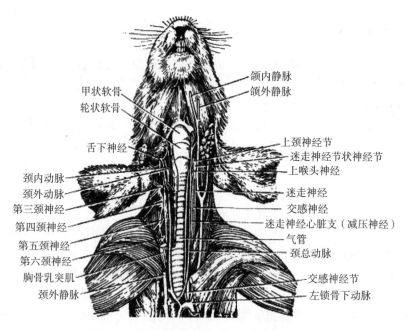

甲状软骨
轮状软骨

舌下神经

颈内动脉
颈外动脉
第三颈神经
第四颈神经
第五颈神经
第六颈神经
胸骨乳突肌
颈外静脉

颌内静脉
颌外静脉

上颈神经节
迷走神经节状神经节
上喉头神经

迷走神经
交感神经
迷走神经心脏支（减压神经）
气管
颈总动脉
交感神经节
左锁骨下动脉

图 2‑6‑9　兔颈、胸部的神经和血管示意图

管走行方向扩张止血钳,逐渐使其周围结缔组织剥离。分离细小神经或血管时,要特别注意保持局部的自然解剖位置。不要把结构关系弄乱。同时,需用玻璃分针轻轻地进行分离,分离组织时的用力方向应与神经或血管的走行方向一致。

分离完毕,在神经或血管的下面穿过浸有生理盐水的细线(根据需要穿一根或两根),以备刺激时提起或结扎之用。然后用一块浸有温热生理盐水的纱布或棉花盖在切口组织上,经常保持组织湿润。

（四）颈外静脉的分离与插管

在急性实验中,颈外静脉插管常用于注射各种药物、取血、输液和测量中心静脉压。

兔和狗的颈外静脉很粗大,是头颈部的静脉主干。颈外静脉分布很浅,在颈部皮下胸骨乳突肌的外缘。在胸骨切迹至甲状软骨连线的中点向两端切开皮肤,分离时,用手指在颈皮肤外面向上顶起,即可看到呈暗紫红色的颈外静脉,用钝头止血钳或玻璃分针沿血管走行方向,将静脉周围的结缔组织轻轻分离。

颈外静脉插管前,首先准备长短适当、内径为 0.1～0.2 cm 的塑料管或硅胶管,插入端塑料管要剪成斜面,另一端连接输液或静脉压测量装置。插管时先用动脉夹夹住静脉近心端,待静脉充盈后再结扎远心端。用眼科剪在静脉上靠远心端结扎线处呈 45° 角剪一马蹄形小口,约为管径的三分之一或者二分之一,插入导管。将备用线打一个结,取下动脉夹,把导管慢慢向右心室方向送至所需长度。测量中心静脉压时,兔需插入约 5 cm,狗插入约 15 cm,此时导管口在上腔静脉近右心房入口处,可见到压力随呼吸明显波动,结扎固定导管。如果颈外静脉用来注射输液等,导管一般送入 2~3 cm 即可。

兔选用颈外静脉较好,狗则多用股静脉。

（五）颈总动脉的分离与插管

在急性实验中,颈总动脉插管作测量动脉血压或放血用。

颈总动脉位于气管外侧,其腹面被胸骨舌骨肌和胸骨甲状肌所覆盖。分离两条肌肉之间的结缔组织,可找到呈粉红色较粗大的血管,用手指触之有搏动感,即为颈总动脉。

颈总动脉与颈部神经被结缔组织膜束在一起,称颈部血管神经束。用左手拇指和食指抓住颈皮和颈肌,以中指顶起外翻,右手持蚊式止血钳或玻璃分针,顺血管神经的走行方向分离出颈总动脉。此时应注意:颈总动脉在甲状腺附近有一较大的侧支,为甲状腺前动脉,分离时勿将其切断。分离过程中,应不时地用生理盐水湿润手术野,并拭去附近的血液。为了便于插管或做颈总动脉加压反射等操作,颈总动脉应尽量分离得长些;大鼠、豚鼠 2~3 cm,兔 3~4 cm,狗 4~5 cm。

插管前,先分离所需动脉 3~4 cm 长,其下穿 2 根线。一根将远心端结扎。在近心端用动脉夹夹住,在靠近远心端结扎处剪一斜形切口,用左手小手指垫于血管下,右手将动脉插管顺血管切口插入 1~1.5 cm,再用另一根线扎牢插管,小心取走动脉夹后,可做动脉血压测定、放血、采血等实验操作。注意:分离动脉时,不要损伤动脉的小分支,以免造成出血。未扎紧动脉插管前,不要松开动脉夹。进行手术过程中,常用生理盐水湿润并拭去附近的血液。插入前,套管内应预先充满 5%枸橼酸钠溶液,排除套管和压力换能器舱内的空气。

（六）颈部神经的分离

1. 颈部神经的分布。因动物种类而异:

兔:在气管外侧,颈总动脉与三根粗细不同的神经在结缔组织的包绕下形成血管神经束。其中最粗者呈白色,为迷走神经;较细者呈灰白色,为颈部交感神经干,交感神经干有到心脏去的分支;最细者为减压神经,属于传入性神经(图 2 - 6 - 10)。其神经末梢分布在主动脉弓血管壁内。减压神经一般介于迷走和交感神经之间,但其位置常有变异,且变异率很大。

猫:迷走神经与交感神经并列而行,粗大者为迷走神经,较细者为交感神经,减压神经并入迷走神经中移行。

狗:在颈总动脉背侧仅见一粗大的神经

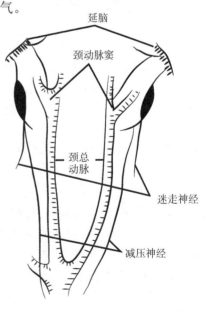

延脑

颈动脉窦

颈总动脉

迷走神经

减压神经

图 2 - 6 - 10 兔减压神经分布示意图

干,称为迷走交感神经干。迷走神经的结状神经节与交感神经的颈前神经节相邻。迷走神经于第一颈椎下面进入颈部,与交感神经干紧靠而行,并被一总鞘所包,联合而成迷走交感神经干。但进入胸腔后,迷走神经与交感神经即分开移行。

2. 家兔颈部神经的分离方法。用左手拇指和食指捏住颈部皮肤与肌肉,用中指顶起外翻,即可见到与气管平行的颈部神经血管束。可根据神经的形态、位置、走行方向等特点仔细辨认。然后,右手用玻璃分针细心顺着神经、血管的走行方向分离开颈部神经血管束的包膜,即可见到搏动的颈总动脉和与之伴行的较粗的迷走神经、较细的交感神经和最细的减压神经(兔此神经独成一束)。由于减压神经最细、容易损伤,故应用玻璃分针首先将其分离出来,穿线打虚结备用。然后,再用同样的方法依次分离出交感、迷走神经。

3. 颈部膈神经的分离方法。切开并分离颈部皮肤,可见气管和胸骨乳突肌,胸骨乳突肌的外侧有紧贴于皮下的颈外静脉。用止血钳在颈外静脉和胸骨乳突肌之间向深处分离,当分离到气管边缘时,可见较粗的臂丛神经从后外方行走,在臂丛神经内侧有一条较细的膈神经,它约在颈部下 1/5 处横跨臂丛并与之交叉,向内、后走行。辨清膈神经后,用玻璃分针小心地将膈神经分出 1~2 cm,并在神经下穿一线备用。为使电位记录幅度较大,可小心剥去神经干周围的结缔组织膜。

四、胸部手术

(一)胸部切开

将兔麻醉后仰卧固定于兔手术台上,剪毛,沿胸骨正中线切开皮肤直至剑突上,可见胸部肌肉及胸骨。在胸腔的外侧和腹侧壁覆盖着胸肌。该肌分为浅、深两层。

1. 胸浅肌很发达,包括两部分:胸大肌位于后部;胸薄肌位于前部。它们起自胸骨柄,向下至侧面,止于肱骨的内侧面。

2. 胸深肌比胸浅肌厚,也分为两部分,它们直接起自胸骨,向前上方,一部分止于锁骨,另一部分至锁骨下肱骨上缘。

在正中线左缘 1~2 mm 处上自第二肋骨下至剑突上切开胸肌,可见肋间肌。肋间肌位于肋骨间隙处,分成内、外两层,都是短的肌束,参与吸气、呼气运动。

沿胸骨左缘用手术刀刀刃向上挑断 2~5 肋软骨,或用剪刀自肋间斜插入胸腔剪断肋软骨。然后用小拉钩或小开胸器牵开胸壁,这时可见心包及跳动的心脏。

注意事项: ① 为做好开胸切口,首先要求距正中线不要太远,以免伤及胸内动脉;② 当向下剪断肋骨时,不要伤及膈肌;③ 放置拉钩时,在胸壁切口左侧缘垫湿生理盐水纱布,防止造成气胸;④ 肋间动脉分支走行于肋间肌、肋骨和胸膜之间,手术中应避免损伤它;⑤ 分离神经需用玻璃分针,避免金属器械碰伤神经。

(二)冠状动脉结扎术

1. 兔心脏的血液供应。兔心脏本身所需的血液来自左右冠状动脉。冠状动脉起自主动脉根部,主动脉瓣前方的左右两壁处。其中左冠状动脉主干位于动脉圆锥和左心耳之间,长度一般不超过 3 mm。

左冠状动脉下行至冠状沟后即分为三个主要分支。① 前降支:下行至心腹侧面、左右心室之间的前纵沟。降支较短,止于前纵沟上 1/3 处占 61%;到达中 1/3 处者占 34%。根据降支发出分支的差异,又分为两型。其中先发出圆锥支为第一型,先发出左室支为第二型。前者前降支细小而左室前支粗大。左室前支下行至心尖附近。② 左旋支:在冠状沟内转向心脏背侧,至心脏背面变细,然后离开冠状沟向下沿前纵沟下行。除发出数个短的左室前支和左室后支及左心房支外,在前面还发出一个粗大的左室支,此支起点在相当于左心耳中 1/3 处,以单支或双支呈反"S"形走向心尖,供应范围包括左心室前后壁及乳头肌。这是兔冠状动脉的一个特点。③ 左室支:家兔冠状动脉左室支由前降支分出,向下行走于浅层心肌内,与左缘静脉伴行不紧密,约经左心耳下缘中点下行,经心外膜可看到通过此部位外膜有明显隆起。

2. 手术方法。用镊子仔细提起心包膜,用眼科剪小心将其前部剪开,找到前降支及左室支。有的兔前降支明显;有的前降支不明显,左室支粗大。用包裹湿纱布的左手食指轻轻将心脏向右方翻动一个角度,此时可见一穿行于浅层心肌下、纵行到心尖的较粗大的反"S"形血管,即为冠状动脉左室支。

用止血钳将左心耳轻轻提起,用小号持针器持眼科圆形弯针,在冠状动脉前降支根部下约 1 cm 处左侧(或左室支管壁下)刺入,结扎动脉。为减少侧支循环,增加心肌缺血、心肌梗死范围,可在结扎线下约 0.5 cm 处再穿线进行第二次冠脉结扎。当结扎完毕后可迅速见到心室前壁、心尖区心肌颜色出现变化、心肌收缩减弱。

注意事项:剪心包膜时不要弄破胸膜。

五、腹部手术

麻醉动物,仰卧位固定于手术台上。

(一)胆总管插管

沿剑突下正中切开长约 10 cm 的切口,打开腹腔,沿胃幽门端找到十二指肠,于十二指肠上端背面可见一黄绿色较粗的肌性管道,为胆总管。

在近十二指肠处仔细分离胆总管,并在其下方置一棉线,于靠近十二指肠处的胆总管上剪一小口,向胆囊方向插入细塑料管结扎固定。塑料管插入胆总管后,立即可见绿色胆汁从插管流出,如不见胆汁流出,则可能是未插入胆总管内,应取出重插。

注意事项:插管应基本与胆总管相平行,才能使之引流通畅。

(二)膀胱与输尿管插管

常用狗、兔等做膀胱或输尿管插管手术。

1. 膀胱插管。于耻骨联合上缘沿正中线作 4～5 cm 长切口,再沿腹白线切开腹腔。暴露膀胱,将其上翻,结扎尿道。在膀胱顶部血管较少的部位剪一小口,插入膀胱插管,用线将切口处的膀胱壁结扎固定于插管上。

注意事项:膀胱插管的另一端尿液出口处应低于膀胱水平。

2. 输尿管插管。动物手术基本同膀胱插管。

将膀胱翻至体外后,在膀胱底两侧辨认输尿管,在输尿管靠近膀胱处,轻轻分离周围组织,从两侧输尿管下方穿线打一松结,用眼科剪于输尿管上剪一小口,将充满生理盐水的细塑料插管向肾脏方向插入,扎紧松结,两侧输尿管均同样插入插管,连接一"Y"形管引出体外。此时可见尿液从插管中慢慢逐滴流出。

注意事项:① 插管要插入输尿管管腔内,不要插入管壁肌层与黏膜之间;② 插管方向应与输尿管方向一致,勿使输尿管扭转,以妨碍尿液流出;③ 辨认输尿管,需与输精管加以区别。

六、股部手术

麻醉动物,仰卧位固定于手术台上。

(一)股动脉、股静脉和股神经的分离

股动脉、股静脉和股神经的分离:先用手在后肢根部触及动脉搏动部位。用手术刀沿血管行走方向做一长 4～5 cm 的切口,可见在耻骨肌与缝匠肌后部的后缘之间形成的三角区,称为股三角。由股动脉、股静脉、股神经组成的血管神经束即在股三角内通过。

分离时,可用蚊式止血钳在耻骨肌与缝匠肌交点处小心地沿缝匠肌后部内侧缘分离,其下方即可见深筋膜包围着的血管神经束。仔细分离深筋膜,并分离各血管、神经,穿线备用。股静脉、股动脉、股神经的解剖位置依次由内向外排列。

(二)股动脉、股静脉的插管

股动脉、股静脉的插管:方法同颈总动脉、颈外静脉的插管。如需要从股动脉放血、股静脉输血或注射药物等,也可在管腔内插入一塑料插管,股动脉插管内先用 20％枸橼酸钠溶液润湿,插管外接一段软质细胶管,便于放血。

第三章　机能学实验常用器材及仪器

第一节　机能学实验常用手术器械

手术器械是动物实验中施行手术的必需工具。手术器械的种类、样式很多。根据实验对象及实验项目选择合适的器械,并正确熟练地掌握这些器械的使用方法,是手术操作顺利进行的保证。

一、蛙类手术器械

机能学实验多用蛙类制备坐骨神经干、坐骨神经-腓肠肌和离体蛙心等标本。

1. 扎蛙针(金属探针)。用于破坏蛙类脑和脊髓。

2. 剪刀。包括粗剪刀和眼科剪。蛙类手术粗剪刀可采用厨房用大剪刀,用于剪骨骼、肌肉和皮肤等粗硬组织。眼科剪用于剪神经和血管等细软组织。

3. 手术镊。主要用于夹持或提起组织,以便剥离、剪开或缝合。手术镊有圆头、尖头两种,又有直头和弯头、有齿和无齿之分,且长短大小不一。圆头镊子用于夹捏组织和牵拉切口处的皮肤,无齿的眼科镊用于夹捏细软组织。

4. 玻璃分针。用于分离神经和血管等组织。

5. 蛙心插管。制备离体蛙心标本时使用的插管。插管上端为可加入任氏液的试管。将蛙心插管正确插入蛙心室后,血液可直接进入插管上端试管中与任氏液混合。

6. 蛙心夹。使用时一端夹住蛙心,另一端借缚线连于换能器,以进行心脏活动的描记。

二、哺乳类手术器械

哺乳类动物实验中常用的手术器械,除上述的粗剪刀、手术镊、玻璃分针外,还包括以下几种。

1. 手术刀。用于切开皮肤和脏器。手术刀分为刀片和刀柄两部分。手术刀片有圆、尖、弯刃及大、小、长、短之分,手术刀柄有大小及长短之分,可根据实验的需要选用。

2. 手术剪。手术剪分直剪、弯剪两种类型,各型又分钝头剪、尖头剪。眼科剪是一种小型的手术剪。正确的执剪姿势是:拇指和无名指分别插入剪柄的两环中,中指放在无名指环的前方柄上,食指轻压在手术剪的轴节上。手术剪在手术中有两种作用。一是剪断软组织;二是利用剪刀的尖端插入组织间隙,撑开、分离疏松的粘连和无较大血管的组织。

3. 止血钳。除用于夹持血管或出血点起止血作用外,有齿的用于提起皮肤,无齿的用于分离皮下组织。蚊式止血钳较小,适于分离小血管和神经周围的结缔组织。也可用于分离组织,牵引缝线,协助拔针等。血管钳分为直、弯、全齿和平齿等不同类型。血管钳的使用方法基本同手术剪,但止血钳柄环间有齿,可咬合锁住,放开时,插入钳柄环口的拇指和无名指相对挤压后,无名指、中指向内,拇指向外旋开两柄。

4. 持针器。用于夹持缝针,缝合各种组织。持针器的上端较短,口内有槽,区别于直止血钳。使用方法:用持针器尖端夹持缝针。而缝针被夹住的部位应在缝针后端近 1/3 处。执持针器与执剪刀姿势相同,但为了缝合方便,可不必将拇指和无名指套在环中,直接持于近端处。

5. 缝合针。用于各种组织的缝合。缝合针按头端形状可分为圆针和三棱针两种。又分别有弯直、大小之别。弯针可用持针器夹持,直针可用手持。三棱针适合用于缝合皮肤及韧带等,但留针眼大,损伤大。圆针适合缝合一般软组织,如血管、神经鞘膜、胃肠道、筋膜、腹膜等。

6. 咬骨钳。用于打开颅骨和骨髓腔时咬骨。有蝶式和剪式两种。前者用于咬切片状骨,后者用于剪切骨质。

7. 颅骨钻。开颅时钻孔用。根据所需骨窗的大小选用不同口径的钻头。

8. 动脉夹。用于阻断动脉血流。

9. 气管插管。急性动物实验时插入气管以保证呼吸通畅,或连接呼吸换能器记录呼吸运动。

10. 血管插管。动脉插管,在急性动物实验时插入动脉,另一端接换能器,以记录血压。静脉插管,插入静脉后固定,以便放血、注射药物和溶液。

11. 导尿管。用于从尿道插入动物膀胱,记录动物尿量。

12. 灌胃管。用于从食管插入动物胃部,便于灌胃操作。可使用导尿管。

第二节　机能学实验常用仪器设备

机能学实验多涉及生物信号数据采集,其过程大致相同,包括输入(生物电信号的输入通道、非电信号换能器的输入通道)、放大、记录、存贮和分析等步骤。合理使用仪器是机能学实验成功的重要因素。因此,在实验前应提前掌握仪器工作原理和功能,实验中应按照操作规程正确使用和维护仪器,实验结束后正确关闭仪器并切断电源。由于不同的信号采集、分析系统所使用的操作系统和应用软件不同,其操作规程各异,但各类设备的组成及原理基本相同。以下按设备类别简单地介绍一下机能学实验常用设备的基本知识及使用方法。

一、生物信号采集系统的组成及基本工作原理

机能学实验生物信号采集处理系统由硬件与软件两大部分组成。各种生物电信号(心电、肌电、脑电等)可直接用各种采集电极输入硬件,而各种非电生物信号(压力、张力等)经换能器转换后以电信号形式输入硬件。这些电信号经硬件整理、降噪、放大后,进行模/数(A/D)转换,将信号模拟量转换成计算机可识别的数字量。这些数字信号经数据线传入计算机。与计算机操作系统匹配的采集分析软件可对数字化的生物信号进行显示、记录、存储、处理及输出。同时,操作者可通过软件对设备输出特定指令,比如电刺激。开机顺序为:打开硬件电源,启动计算机,打开操作软件。操作软件启动时会搜索硬件连接,若此时未打开硬件电源将会导致连接失败,需关闭软件后重复正确开机操作。

机能学实验常用生物信号数据采集系统的硬件上一般有四个信号输入通道,一个刺激输出接口。系统软件按照相应实验需求设计了各种机能学实验对应的实验记录及操作界面,可通过选择实验项目进入,也可自行设计调整每个信号通道记录区域的各项参数(采集频率、通道模式、扫描速度、灵敏度、时间常数、滤波频率等)以获取更好的信号记录效果。软件刺激输出界面可选择电刺激模式、强度、频率等,连续电刺激可点击相应按钮控制开始和结束刺激。对应不同实验项目,生物信号数据采集系统配备有各种附件,如电极屏蔽盒、压力换能器、张力换能器等。

1. 压力换能器。主要用来测量血压、呼吸气压、胸腔内压、心内压、颅内压、胃肠内压和眼内压等。它可以把压力的变化转化为电阻率的变化,电信号的大小与外加压力的大小呈线性相关。

2. 张力换能器。主要用于记录骨骼肌、心肌、平滑肌等组织的收缩曲线。它可以把张力信号转换成电信号,再经放大器将转换的电信号放大后观察或记录。

换能器的使用方法将在以后的相关实验中介绍。

3. 肌板(槽)。由绝缘的电木底板(或槽)、电极等部分组成,是生理学实验中的常用仪器。将制备好的坐骨神经腓肠肌标本的股骨用股骨固定螺丝固定在肌板上,将神经放在肌板电极上。肌板电极的接线柱与电刺激器的输出电极相连,标本跟腱上的线与张力换能器相连。

4. 电极屏蔽盒。是用来放置并刺激神经标本的装置,外壳一般由金属铜或有机玻璃制成,内部有七个绝缘固定于一侧的可滑动银质电极。它们分别是两个刺激电极、一个地线、四个引导电极。有的屏蔽盒地线为圆盘状,或串联一个可变电阻,以调控刺激伪迹的大小。屏蔽盒可用于神经干动作电位的引导及其他电生理实验。使用时应注意接地良好,屏蔽盒底部可用湿润的滤纸保持其中的湿度,以防标本干燥。

5. 记滴器。由一个固定棒和两个平行开路电极及输入线组成,是用来记录液体(尿液、胰液、胆汁等)滴数的装置。当平行电极间有液体通过时线路导通,产生一次电脉冲,信息经输入线传入记录装置,可在记录仪上记录一次电信号,表示一次液滴。使用时注意两平行电极之间应保持适当间距,并在固定记滴器时使前端稍向下倾斜,以便液滴及时清除,使电极回到开路状态,等待测定下一次液滴。

二、分光光度计

分光光度计已经成为现代分子生物实验室常规仪器。常用于核酸、蛋白定量以及细菌生长浓度的定量。仪器主要由光源、单色器、样品室、检测器、信号处理器和显示与存储系统组成。分光光度计采用一个可以产生多个波长的光源,通过系列分光装置,从而产生特定波长的光源,光线透过测试的样品后,部分光线被吸收,计算样品的吸光值,从而转化成样品的浓度。样品的吸光值与样品的浓度成正比。

单色光辐射穿过被测物质溶液时,被该物质吸收的量与该物质的浓度和液层的厚度(光路长度)成正比,其关系如下式:

$$A = -\lg(I/I_0) = -\lg T = kLc$$

式中:A 为吸光度;I_0 为入射的单色光强度;I 为透射的单色光强度;T 为物质的透射率;k 为摩尔吸收系数;L 为被分析物质的光程,即比色皿的边长;c 为物质的浓度。

物质对光的选择性吸收波长以及相应的吸收系数是该物质的物理常数。当已知某纯物质在一定条件下的吸收系数后可用同样条件将该供试品配成溶液,测定其吸光度,即可由上式计算出供试品中该物质的含量。在可见光区,除某些物质对光有吸收外,很多物质本身对光并没有吸收,但可在一定条件下加入显色试剂或经过处理使其显色后再测定,故又称比色分析。由于显色时影响呈色深浅的因素较多,且常使用单色光纯度较差的仪器,故测定时应用标准品或对照品同时操作。对应不同实验项目,分光光度计配备有各种附件,如比色皿、钨卤素灯、氘灯、单色器、检测器等。

1. 比色皿。比色皿是分光光度计的重要配件,一般为长方体,其底及两侧为磨毛玻璃,另两面为光学玻璃制成的透光面粘结而成。分光光度法中比色皿洁净与否是影响测定准确度的因素之一。

2. 钨卤素灯。钨灯只能提供可见光波长,氘灯主要提供紫外光波长,两者结合才能获得紫外到可见光这样宽波长范围的光束。钨卤素灯发出的连续辐射光经滤色片选择后,由聚光镜聚光后投向单色器进狭缝,此狭缝正好位于聚光镜及单色器内准直镜的焦平面上,因此进入单色器的复合光通过平面反射镜反射及准直镜准直变成平行光射向色散元件光栅,光栅将入射的复合光通过衍射作用形成按照一定顺序均匀排列的连续的单色光谱,此单色光谱重新回到准直镜上。由于仪器出射狭缝设置在准直镜的焦平面上,这样,从光栅色散出来的光谱经准直镜后遵循聚光原理在出射狭缝上成像,出射狭缝选出指定带宽的单色光,通过聚光镜落在试样室被测样品中心,样品吸收后透射的光经光门射向光电池接收。

3. 氘灯。氘灯是最常用来检测紫外可见分光光度计的波长准确度的标准灯。钨灯只能提供可见光波长,氘灯主要提供紫外光波长,两者结合才能获得紫外到可见光这样宽波长范围的光束。

4. 单色器。主要是光栅,作用是分光提供单色光。单色器是将光源发出的连续光谱分离成所需要的某一波长的单色光的器件。它是分光光度计的心脏部分。单色器主要由狭缝、色散元件和透镜系统组成。其中色散元件是关键部件,色散元件是棱镜和反射光栅或两者的组合,它能将连续光谱色散成为单色光。狭缝和透镜系统主要用来控制光的方向,调节光的强度和"取出"所需要的单色光,狭缝对单色器的分辨率起重要作用,它对单色光的纯度在一定范围内起着调节作用。

5. 检测器。给出测定的透光率或吸光度。检测器是将光信号转变为电信号的设备,按原理分为光电管和光电池。光电管按材质分为锑铯阴极(红限为 700 nm)和银氧铯阴极(红限为 170 nm);光电池分为硅光电池、硒光电池、硫化铊电池等;另外还有硅光二极管等。

第四章 实验药品和试剂

第一节 常用生理溶液成分与含量

机能学实验常需要生理溶液维持其生理环境,如电解质、营养物质和氧气,同时还为生物标本提供必需的渗透压,维持 pH 值恒定的缓冲系统。若生理溶液的配制或选择不当,将影响标本的活性与反应性,从而导致实验结果的准确性出现偏差。生理溶液用于维持离体的组织、器官及细胞的正常生命活动,必须具备下列条件:① 渗透压与组织液相等;② 应含有组织、器官维持正常机能所必需的比例适宜的各种盐类离子;③ 酸碱度应与血浆相同,并具有充分的缓冲能力;④ 含有氧气和营养物质。

常用生理溶液的组成与配制见表 4 - 1。

第二节 实验动物给药剂量的确定与计算

一、给药剂量的确定

药物的药理作用都是在一定剂量范围内产生的,如果剂量范围选择不当,有可能得出药物无效的结论。进行动物实验设计时,经常会遇到如何确定药物剂量的问题。药物对于某种动物的适当剂量不能凭空想象,需要根据不同的方式和原则来进行设计。

(一)根据文献预估剂量

查阅文献中是否有相似药物的给药剂量,如果结构相似、用途相似,或者处方相似、提取工艺相似,则可直接作为参考,估算受试药物的合理剂量范围。

(二)根据急性毒性试验的药物半数致死量 LD_{50} 的剂量设计

通过参考急性毒性试验的药物半数致死量 LD_{50} 的值,可用其 1/10、1/20 或 1/30 等相似剂量作为药效学实验的高、中、低剂量组,最终找出有效剂量范围。

表 4-1　常用生理溶液的组成与配制

每 1 000 ml 溶液所需量

成分	生理盐水 冷血动物	生理盐水 温血动物	Ringer 溶液 蛙心	Ringer 溶液 冷血动物脏器	Lock 溶液 温血动物心肌	Ringer-Locke 溶液 温血动物小肠	Tyrode 溶液 温血动物小肠	Krebs 溶液 哺乳动物骨骼肌和豚鼠气管	Krebs-Herseleit 溶液 大鼠肝脏	Dejalon 溶液 大鼠子宫	Thororton 溶液 哺乳类离体肺	Van Dyke Hasting 溶液 豚鼠大白鼠气管和子宫	Munsick 溶液 小鼠子宫
氯化钠(NaCl)	6.5 g	9 g	6.5 g	6.5 g	9 g	9 g	8 g	6.6 g	6.9,2 g	9 g	6.6 g	6.55 g	6.6 g
氯化钾(KCl)			0.09 g	0.14 g	0.42 g	0.42 g	0.2 g	0.37 g	0.35 g	0.42 g	0.46 g	0.4 g	0.45 g
氯化钙(CaCl₂)			0.117 g	0.12 g	0.24 g	0.24 g	0.2 g	0.28 g	0.28 g	0.06 g	0.059 g	0.059 g	0.055 g
碳酸氢钠(NaHCO₃)			0.225 g	0.2 g	0.15 g	0.5 g	1 g	2.1 g	2.1 g	0.5 g	2.52 g	2.52 g	2.56 g
磷酸二氢钠(NaH₂PO₄)			0.01 g				0.05 g				0.1 g		
磷酸二氢钾(KH₂PO₄)								0.162 g	0.16 g			0.138 g	
磷酸氢二钾(K₂HPO₄)												0.044 g	
氯化镁(MgCl₂)							0.1 g			0.005 g	0.09 g	0.1 g	
硫酸镁(MgSO₄·7H₂O)								0.294 g	0.29 g				
葡萄糖				2 g	1~2.5 g	1 g	1 g	2 g	2 g	0.5 g			0.5 g
氧气(O₂)					含氧	含氧	含氧	含氧	含氧	含氧	含氧	含氧	含氧
二氧化碳(CO₂)									充 10 min			0.50%	

说明:1. 表中各溶液的成分、含量、用途各家主张不一,但均大同小异。

2. 凡溶液中有 NaHCO₃、NaH₂PO₄ 或 CaCl₂ 者,均应分别溶解。然后加入以充分稀释的其他成分,否则可产生沉淀。

3. 葡萄糖应临用前加入以防变质。

（三）参考受试药物用于其他动物的剂量

如果从文献中查不到待试动物的剂量，但知道该药物用于其他动物或人的剂量，可通过换算得到所需动物的等效剂量。不同种类动物间用药剂量的换算，一般以单位体重所占体表面积的比值（表4-2所示）为折算系数，计算公式如下：

$$待试动物使用剂量 = \frac{已知动物使用剂量 \times 已知动物体重 \times 折算系数}{待试动物体重}$$

表4-2　人和动物间按体表面积折算的等效剂量比值表

物种	小鼠 (20 g)	大鼠 (200 g)	豚鼠 (400 g)	家兔 (1.5 kg)	猫 (2 kg)	猴 (4 kg)	狗 (12 kg)	人 (70 kg)
小鼠 (20 g)	1.0	7.0	12.25	27.8	29.7	64.0	124.0	387.0
大鼠 (200 g)	0.14	1.0	1.74	3.9	4.2	9.2	17.8	56.0
豚鼠 (400 g)	0.08	0.57	1.0	2.25	2.4	5.2	9.2	31.5
家兔 (1.5 kg)	0.04	0.25	0.44	1.0	1.08	2.4	4.5	14.2
猫 (2 kg)	0.03	0.23	0.41	0.92	1.0	2.2	4.1	13.0
猴 (4 kg)	0.016	0.11	0.19	0.42	0.45	1.0	1.9	6.1
狗 (12 kg)	0.008	0.06	0.10	0.22	0.23	0.52	1.0	3.1
人 (70 kg)	0.0025	0.018	0.031	0.07	0.078	0.16	0.32	1.0

例：某一降压药，大鼠灌胃给药的剂量为200 mg/kg。请估计狗灌胃给药时的剂量。如按表4-2进行计算，12 kg狗的体表面积为200 g大鼠的17.8倍。于是狗的等效剂量=200×0.2×17.8÷12=59.3 mg/kg。

上述不同种类动物间剂量的换算法只能提供一个粗略的参考值，究竟是否有效，只有通过预试验才能了解。

二、药物浓度的计算

一定容积的溶液中所含溶质的量称为溶液浓度。常用的浓度表示方法有如下几种。

（一）百分比浓度

包括质量百分比浓度、质量-体积百分比浓度及体积-体积百分比浓度。所谓质量百分比浓度是指溶液的浓度用溶质的质量占全部溶液质量的百分比来表示。例如，5%的葡萄糖溶液就是表示100 g的溶液里，含有5 g的葡萄糖和95 g的水。计算公式为：

$$质量百分比浓度 = \frac{溶质的质量}{溶质的质量 + 溶剂的质量} \times 100\%$$

质量-体积百分比浓度是指每100 ml溶液中所含溶质的克数，用"%"表示。

例如,20％戊巴比妥钠溶液,即指 100 ml 溶液中有戊巴比妥钠 20 g。计算公式为:

$$质量\text{-}体积百分比浓度(\%)=\frac{溶质的质量(g)}{溶剂的体积(ml)}\times100\%$$

体积-体积百分比浓度,是指 100 ml 溶液中所含溶质的毫升数。如消毒用酒精的浓度为 75％,这表示在 100 ml 溶液中含有纯酒精 75 ml。计算公式为:

$$体积\text{-}体积百分比浓度(\%)=\frac{溶质的体积(ml)}{溶剂的体积(ml)}\times100\%$$

（二）比例浓度

药典中常见的比例浓度符号为 1∶X,即指 1 g 固体或 1 ml 液体溶质加溶剂配成 X ml 的溶液,叫作比例浓度。不特别指定溶剂种类时,都是以蒸馏水为溶剂。例如,碳酸氢钠 20 g 配成 400 ml 溶液的比例浓度如下:

$$比例浓度=1∶\frac{400}{20}=1∶20$$

（三）摩尔浓度

以 1 L 溶液中所含溶质的摩尔数来表示溶液的浓度叫作摩尔浓度,用符号 mol/L 表示。

第五章 机能学基础实验

第一节 生理学实验

实验一 不同刺激强度和频率对骨骼肌收缩的影响

【目的和原理】

一条坐骨神经干是由许多兴奋性不同的神经纤维组成的。保持足够的刺激时间不变,刚好能引起其中兴奋性较高的神经纤维产生兴奋,表现为受这些神经纤维支配的肌纤维发生收缩,此时的刺激强度即为这些神经纤维的阈强度(threshold intensity),具有此强度的刺激叫阈刺激(threshold stimulus)。随着刺激强度不断增加,有较多的神经纤维兴奋,肌肉的收缩反应也相应逐步增大,强度超过阈值的刺激叫阈上刺激。当阈上刺激强度增大到某一值时,神经中所有纤维均产生兴奋,此时肌肉做最大的收缩。再继续增强刺激强度,肌肉收缩反应不再继续增大。这种能使肌肉发生最大收缩反应的最小刺激强度称为最适强度(optimal intensity)。具有最适强度的刺激称为最大刺激(maximal stimulus)。可见在一定范围内,骨骼肌收缩力的大小取决于刺激的强度。不同频率的电脉冲刺激神经时,肌肉会产生不同的收缩反应。若刺激频率较低,每次刺激的时间间隔超过肌肉单次收缩的持续时间,则肌肉的反应表现为一连串的单收缩(twitch);若刺激频率逐渐增加,刺激间隔逐渐缩短,肌肉收缩的反应可以融合,开始表现为不完全强直收缩(incomplete tetanus),之后成为完全强直收缩(complete tetanus)。本实验目的在于观察刺激强度和肌肉收缩力量及刺激频率和肌肉收缩形式之间的关系,从而认识机体在自然状态下骨骼肌的收缩形式及其生理意义。

【实验材料】

蟾蜍或蛙;蛙类手术器械、SMUP-PC生理信号处理系统、肌动器(肌槽)、张力换能器;任氏液。

【实验步骤】

1. 骨神经-腓肠肌标本的制备。见第一章第六节,常用离体标本制备。

2. 标本、仪器的连接。将标本的股骨固定在标本盒的股骨固定孔内。腓肠肌跟腱结扎线固定在张力换能器的弹簧片上。坐骨神经干置于刺激电极、接地电极和记录电极上,棉花引导电极放置在腓肠肌上,接触良好。生物信号采集处理系统的第 1 通道与神经干动作电位引导电极连接,第 2 通道与腓肠肌动作电位引导电极连接,第 3 通道与换能器连接。系统的刺激输出与标本盒上的刺激电极相连。调节机械换能器高低,使肌肉的长度约为原长度的 1.2 倍,稳定后开始实验。打开计算机生物信号采集处理系统,电刺激可采用单刺激或连续刺激(频率 30 Hz),刺激波宽 0.05 ms,根据需要选取刺激强度。各通道的增益视信号的大小而定。

【结果整理及分析】

1. 不同刺激强度对腓肠肌收缩的影响

按键盘空格键或单击"刺激"按钮,刺激脉冲输出,屏幕显示收缩曲线,改变脉冲强度,观察不同刺激强度对肌肉收缩力量之间的关系。

(1)确定本组所制备标本产生兴奋收缩所需阈强度,并辨认肌肉收缩的三个时期。肌肉兴奋的外在表现是收缩。肌肉收缩有两种形式,一种为等长收缩,另一种为等张收缩。给活着的肌肉一个短暂的有效刺激,肌肉将发生一次(等张或等长)收缩,此称为单收缩。单收缩的全过程分为潜伏期、收缩期和舒张期。其具体时间和收缩幅度可因不同动物和不同肌肉及肌肉当时的机能状态不同而各异。蟾蜍腓肠肌的单收缩共历时约 0.12 s,其中潜伏期 0.01 s,收缩期 0.05 s,舒张期 0.06 s。

(2)逐渐增大脉冲强度,观察刺激强度与肌肉收缩力量之间的关系。找到最适强度和最大刺激。

2. 不同刺激频率对腓肠肌收缩的影响

将刺激强度固定在最适强度,调整频率、刺激时间,给肌肉相继两个有效刺激,且使两个刺激的间隔时间小于该肌肉单收缩的总时程,则引起的肌肉收缩可以叠加起来,出现一连续的收缩,称此为复合收缩。当给肌肉一连串有效刺激时,因刺激频率不同,肌肉可呈现不同的收缩形式。如果刺激频率很低,即相继两个刺激的间隔大于单收缩的总时程,肌肉出现一连串的在收缩波形上彼此分开的单收缩。若逐渐增大刺激频率,使相继两个刺激的间隔时间小于单收缩的总时程,而大于其收缩期,肌肉收缩波形则呈现锯齿状,此称为不完全强直收缩。再增大刺激频率,使相继两个刺激的间隔时间小于单收缩的收缩期,肌肉将处于完全的持续的收缩状态,看不出舒张期的痕迹,此称为完全强直收缩(如图 5 - 1 - 1)。强直收缩的幅度大于单收缩的幅度,并且在一定范围内,当刺激强度和作用时间不变时,肌肉的收缩幅度随着刺激频率的增加而增大。在体骨骼肌的收缩都是强直收缩。

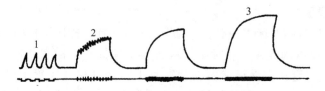

1—单收缩；2—不完全强直收缩；3—完全强直收缩

图 5-1-1　骨骼肌单收缩和复合收缩曲线

【注意事项】

1. 每次刺激后不管肌肉有无收缩，只要有刺激，都需要记录。如有肌肉收缩，则待肌肉收缩完全恢复至基线后，再进行下一次刺激，使每次肌肉收缩的曲线起点均在同一水平上。

2. 每两次刺激之间要让标本休息半分钟，并用任氏液湿润标本，以保持良好兴奋性。

【思考题】

1. 骨骼肌的收缩与刺激强度之间的关系如何？

2. 为什么在达到最大刺激之前，骨骼肌收缩幅度会随刺激强度的增加而增大？

3. 为什么刺激频率增加时，肌肉收缩幅度也增大？

4. 如果刺激直接施加在肌肉上会出现什么现象？为什么？

实验二　神经干动作电位及其传导速度的测定

【目的和原理】

神经纤维兴奋的标志是产生了动作电位。它以不衰减的形式传播,动作电位依局部电流或跳跃传导的方式沿神经纤维传导。影响其传导速度的因素有神经纤维的直径、内阻、有无髓鞘、温度、种类等。坐骨神经干为混合神经,其动作电位由一群兴奋阈、传导速度、峰电位均不相同的动作电位叠加而成,为复合动作电位。测定复合动作电位经过的距离、时间,即可计算出神经干兴奋传导的速度。本实验的目的在于了解测定神经兴奋传导速度的基本原理和方法。

【实验材料】

蟾蜍或蛙;蛙类手术器械、电刺激器、标本盒、生物信号数据采集系统;任氏液。

【实验步骤】

1. 制作坐骨神经干标本(见第二章第六节"常用离体标本制备"),置于神经标本屏蔽盒内,神经干需要与两对电极 RA 和 RB 都接触。

2. 记录电极连接到 1 通道和 2 通道,刺激电极连接刺激输出。

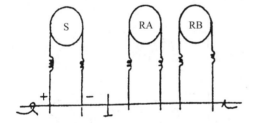

图 5 - 1 - 2　RA、RB 为 A、B 两组记录装置

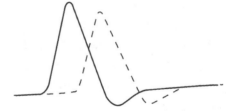

图 5 - 1 - 3　双电极记录的动作电位

3. 触发采样,程序发出刺激信号,同时进行一次扫描。调节刺激参数,可在荧光屏 1 道和 2 道上观察到刺激伪迹后数毫秒后出现一神经干双相复合动作电位图形。用光标测出两组记录电极所记波形的对应波峰的时间差,用两组电极之间的距离除以时间差即可计算出传导速度。

【注意事项】

1. 分离过程中避免对标本进行过度机械牵拉,以保持其良好的兴奋性。

2. 实验过程中不断滴加任氏液避免神经干燥。

【思考题】

1. 如何鉴别刺激伪迹? 为什么会有刺激伪迹?

2. 本实验所测出的动作电位传导速度能否代表组成该神经干的单个神经纤维的传导速度? 为什么?

实验三　ABO 血型鉴定

【目的和原理】

血型(blood group)就是红细胞上特异抗原的类型。在 ABO 血型系统中,根据红细胞膜上是否含有 A、B 抗原而分为 A、B、AB、O 型。血型鉴定是将受试者的红细胞加入标准 A 型血清(standard serum A)(含足量的抗 B 抗体)与标准 B 型血清(standard serum B)(含足量的抗 A 抗体)中,观察有无凝集现象,从而测知受试者红细胞上有无 A 或/和 B 抗原。

交叉配血(cross-match test)是将受血者的红细胞与血清分别同供血者的血清与红细胞混合,观察有无凝集现象。为确保输血的安全,在血型鉴定后必须再进行交叉配血,如无凝集现象,方可进行输血。若稍有差错,就会影响受血者的生命安全,千万不可粗心大意。

【实验材料】

人;显微镜、离心机、采血针、玻片、滴管、1 ml 吸管、小试管、试管架、牙签、消毒注射器及针头、碘酒、棉球、消毒棉签;标准 A、B 型血清,生理盐水,75％酒精。

【实验步骤】

1. 玻片法

(1) 将标准 A 型与 B 型血清各一滴滴在玻片的两侧,分别标明 A 与 B。

(2) 用75％酒精棉球消毒左手无名指端,用消毒采血针刺破皮肤。滴 1 滴血于盛有 1 ml 生理盐水的小试管中,混匀制成红细胞悬液(浓度约5％)。

(3) 用滴管吸取红细胞悬液,分别滴一滴于玻片两侧的血清上,用两支牙签分别混匀(注意严防两种血清接触)。

(4) 15 min 后用肉眼观察有无凝集现象。根据图 5-1-4 判定血型。

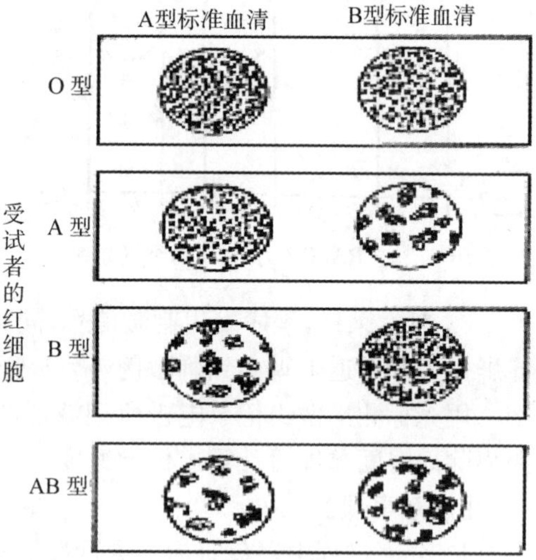

图 5-1-4　ABO 血型检查结果判断

2. 试管法

取小试管 2 支,分别标明 A、B 字样。分别加入 A、B 型标准血清与受试者的红细胞悬液各 1 滴,混匀后离心 1 min(100 r/min)。取出试管后用手指轻弹试管底,使沉淀物被弹起,在良好的光源下观察结果。轻弹管底时,若沉淀物成团漂起,表示发生凝集现象,若沉淀物边缘呈烟雾状逐渐上升,最后使试管内液恢复红细胞悬液状态,表示无凝集现象。

【注意事项】

1. 试管法较玻片法结果准确。

2. 吸 A 型、B 型标准血清及红细胞悬液时,应使用不同的滴管。

3. 肉眼看不清凝集现象时,在低倍显微镜下观察。

4. 红细胞悬液及标准血清须新鲜,因污染后会产生假凝集。

5. 红细胞悬液不能太浓或太淡,否则可出现假阴性反应。

【思考题】

汇总本班同学 ABO 血型的分布情况,分析此结果是否有统计学意义。

实验四　影响血液凝固的因素

【目的和原理】

血液凝固(blood coagulation)过程可分为三个阶段：因子 X 的激活,凝血酶原激活成凝血酶,纤维蛋白原转变为纤维蛋白。由于激发凝血反应的原因和参与反应的物质不同,因子 X 的激活可以分为内源性和外源性两条途径。如果直接从血管中抽血观察血液凝固,此时因血液几乎没有组织因子参与,其凝血过程主要由内源性途径(intrinsic pathway)所激活。组织因子(tissue factor,TF)启动外源性途径(extrinsic pathway)。本实验的目的是通过测定各种条件下血液凝固所需的时间,了解血液凝固的基本过程及其影响因素。

【实验材料】

家兔;清洁小试管(10 mm×7.5 mm)8 支、50 ml 小烧杯 2 个、100 ml 烧杯三个、10 ml 注射器、5 号针头、滴管、试管架、恒温水浴器、哺乳动物手术器械一套、兔手术台、动脉夹、塑料动脉插管、带橡皮刷的玻棒或竹签、棉花;20％氨基甲酸乙酯、生理盐水、肝素 8 U(置小试管内)、草酸钾 1～2 mg(置小试管内)、液状石蜡、碎冰块、肺组织浸液(取兔肺剪碎,洗净血液,浸泡于 3～4 倍量的生理盐水中过夜、匀浆离心、过滤,收集的滤液即肺组织浸液存入冰箱备用)。

【实验步骤】

兔颈总动脉插管采血：从兔耳缘静脉缓慢注入 20％氨基甲酸乙酯(5 ml/kg),待其麻醉后背位固定于手术台上。剪去颈部的毛,正中线切开颈部皮肤约 5～7 cm,分离皮下组织和肌肉,暴露气管,在气管两侧的深部找到颈总动脉,分离出一侧颈总动脉,远心端用线结扎阻断血流,近心端夹上动脉夹,用利剪做一斜切口,向心脏方向插入动脉插管,用丝线固定。需放血时开启动脉夹即可。

【结果整理及分析】

1. 影响血凝的因素

实验条件	凝血时间/min
① 试管内放入血液 2 ml(对照)	
② 试管内放少量棉花,并放入 2 ml 血液	
③ 用液状石蜡涂试管内表面,并放入 2 ml 血液	
④ 试管内放 2 ml 血液,保温于 37 ℃温水浴中	
⑤ 试管内放 2 ml 血液。将其放入冰水浴中	
⑥ 试管内放入肝素,再放入 2 ml 血液,并将其混匀	
⑦ 试管内放 1 mg 草酸钾,再放入 2 ml 血液后混匀	
⑧ 制备组织因子,取 0.3 ml,取血液 2 ml 放入试管混匀	

每隔 15 s,倾斜一次试管,观察血液是否凝固。将结果填入表中。

2. 用小烧杯,放入血液 10~20 ml,用毛刷搅拌。观察烧杯中血液是否凝固。毛刷用清水冲洗,观察上面留下了什么。

【注意事项】

1. 试管编号必须记清楚。

2. 准备好各试管,按顺序连续放入血液。

3. 每管凝血时间的计时应从血液放入该管开始。

【思考题】

1. 根据本实验观察结果比较血液凝固的内源性与外源性途径的区别。

2. 分析本实验每一项结果产生的原因。

实验五　蛙心灌流

【目的和原理】

心脏的正常节律性活动必须在适宜的理化环境里才能维持,一旦适宜的理化环境被干扰或破坏,心脏活动就会受到影响。心脏受植物性神经的双重支配,交感神经兴奋时,其末梢释放去甲肾上腺素(norepinephrine,NE),使心肌收缩力加强,传导增快,心率加快。而迷走神经兴奋时,其末梢释放乙酰胆碱(acetylcholine,Ach),使心肌收缩力减弱,心率减慢。蟾蜍心脏离体后,用理化特性近似于血浆的任氏液灌流,在一定时间内,可保持节律性收缩和舒张。改变任氏液的组成成分,心脏跳动的频率和幅度会随之发生改变。本实验目的在于:① 观察 K^+、Na^+、Ca^{2+} 三种离子,以及去甲肾上腺素、乙酰胆碱、酸碱度等因素对心脏活动的影响,理解心脏的正常活动需要适应的理化环境。② 学习离体蛙心灌流方法,了解离体器官的研究方法。

【实验材料】

蛙或蟾蜍;生物信号数据采集系统、张力换能器(量程 $50\sim100$ g)、铁支架、双凹夹、试管夹、蛙心插管、蛙心夹、蛙板、蛙手术器械、滴管、大烧杯、温度计、恒温水浴、丝线;任氏液、0.65% NaCl、2% $CaCl_2$、1% KCl、3%乳酸、2.5% $NaHCO_3$、1∶10 000 去甲肾上腺素、1∶100 000 乙酰胆碱。

【实验步骤】

1. 离体蛙心标本的制备(详细步骤可参考第二章第六节"常用离体标本制备")

(1) 取一只蟾蜍,破坏脑和脊髓,暴露心脏。

(2) 用小镊子夹起心包膜,沿心轴剪开心包膜,仔细识别心房、心室、动脉圆锥、主动脉、静脉窦、前后腔静脉等。

(3) 在右主动脉下穿一根线并结扎,再在左右主动脉下穿一根线。将心脏用玻璃针翻至背面,将前后腔静脉和左右肺静脉一起结扎(注意勿扎住静脉窦)。将心脏回复至原位,在左主动脉下穿两根线,用一线结扎左主动脉远心端,另一线置主动脉近心端备用。提起左主动脉远心端缚线,用眼科剪刀在左主动脉上靠近动脉圆锥处剪一斜口,将盛有少量任氏液的蛙心插管由此插入主动脉,插至动脉圆锥时略向后退,在心室收缩时,向心室后壁方向下插,经主动脉瓣插入心室腔内(不可插入过深,以免心室壁堵住插管下口)。插管若成功进入心室,管内液面会随着心室跳动而上下移动。用左主动脉上近心端的备用线结扎插管,并将结扎线固定于插管侧面的小突起上。

(4) 提起插管,在结扎线远端分别剪断左主脉和右主动脉,轻轻提起插管,剪断左右肺静脉和前后腔静脉,将心脏离体。用滴管吸净插管内余血,加入新鲜任氏液,反复数次,直至液体完全澄清。保持灌流液面高度恒定(1~2 cm),即可进行实验。

2. 实验装置:用试管夹将蛙心插管固定于铁支架上(5-1-5)。将蛙心夹上的线连至张力换能器的着力点,让心脏受到过度牵拉。将张力换能器连至信号系统,启动"离体蛙心灌流"程序。

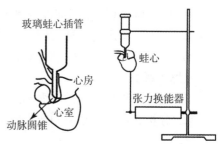

图 5-1-5 描记心搏实验装置

【结果整理及分析】

1. 记录正常蛙心收缩曲线

曲线幅度:代表心脏收缩的强弱。

曲线疏密:代表心跳频率。

曲线的规律性:代表心跳的节律性。

曲线的顶点水平:代表心室收缩的程度。

曲线的基线:代表心室舒张的程度。

2. 离子的影响

(1) 吸出插管内全部灌流液,换入 0.65% NaCl,观察心缩曲线的变化,待效应明显后,吸出灌流液,用新鲜任氏液换洗 2~3 次,直至心缩曲线恢复正常。

(2) 滴加 1~2 滴 2% $CaCl_2$ 于新换入的任氏液中,观察心缩曲线的变化,出现效应后,用新鲜任氏液换洗至曲线恢复至正常。

(3) 加 1~2 滴 1% KCl 于新换入的任氏液中,待效应出现后,再用任氏液换洗至曲线正常。

3. 递质的作用

(1) 加入 1~2 滴 1:10 000 NE 于灌流液中,待效应出现后,用任氏液换洗至曲线正常。

(2) 加入 1 滴 1:100 000 Ach 于灌流液中,待效应出现后,用任氏液换洗至曲线恢复正常。

4. 温度的影响

将插管内的任氏液吸出,换入 4 ℃的任氏液,观察曲线变化。待效应明显后,吸出灌流液,换入室温的任氏液,直至曲线恢复正常。

5. 酸碱的影响

(1) 加 2.5% $NaHCO_3$ 溶液 1~2 滴于灌流液中,观察曲线变化。待效应明显后,换液、冲洗,直至曲线恢复正常。

(2) 加 3%乳酸 1~2 滴于灌流液中,观察曲线变化。待效应明显后,再加 1~2 滴 2.5% $NaHCO_3$,观察曲线变化。

【注意事项】

1. 每次换液时,插管内的液面均应保持一定高度。

2. 加试剂时,先加 1～2 滴,用吸管混匀后如作用不明显可再补加。

3. 每项实验应有前后对照,每次加药时应做记号。

4. 随时滴加任氏液于心脏表面使之保持湿润。

5. 本实验所用药液种类较多,注意避免通过滴管互相污染。

6. 固定换能器时,头端应稍向下倾斜,以免部分滴下的液体流入换能器内。

【思考题】

1. 实验过程中套管内的灌流液面为什么都应保持相同的高度?

2. 分析各项实验结果的产生机制。

实验六　人体心电图的描记和分析

【目的和原理】

将心脏电活动产生的体表电位导入心电图机描记和心电图的分析,现已有统一的规定和方法。正常心电图(electrocardiogram,ECG)因测量电极位置和导联方式不同,波形有所不同,但一般包括 P、QRS 和 T 三个波形和两个间期。P 波反映心房去极化过程,QRS 波群反映心室去极化过程;T 波反映心室复极化过程;P-R(或 PQ)间期为心房开始兴奋至心室开始兴奋的传导时间;S-T 段为心室去极完毕到心室复极开始的时间,Q-T 间期为心室兴奋开始去极化到完全复极到静息状态的时间。本实验的目的是学习人体心电图的描记方法和心电图波形的测量方法;了解人体正常心电图各波的波形及其生理意义。

【实验材料】

人;心电图机(electrocardiograph)(信号处理系统或二道生理记录仪)、检查床、导电膏、分规、放大镜、75%酒精棉球。

【实验步骤】

1. 准备

(1) 让受试者安静、舒适地平卧在检查床上,肌肉放松。

(2) 将心电图机接好地线、导联线及电源线;接通电源,预热约 5 min。

(3) 在前臂屈侧腕关节上方及内踝上方安放肢体导联电极;在图 5-1-6 所示部位安放胸导联电极(一般先选用 V1、V3、V5)。准备安放电极的局部皮肤应先用酒精清洁,减少皮肤电阻,然后涂上导电膏(或垫一小块浸润生理盐水的纱布棉花),再将电极与皮肤固定,保证导电良好,以防干扰和基线漂移。

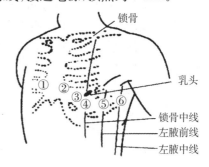

图 5-1-6　心前区导联的电极安置部位

(4) 按规定的导联接好导线(有一定的颜色标志):红色——右手,黄色——左手,绿色——左足,黑色——右足,白色——胸导联。

2. 描记心电图

(1) 校正输入信号电压放大倍数,1 mV 标准电压应使描笔振幅恰好为 10 mm(记录纸上纵坐标 10 小格)。

(2) 描记导联心电图用导联选择开关分别选择标准肢体导联 Ⅰ、Ⅱ、Ⅲ,加压单极肢体导联 aVR、aVL、aVF,胸导联 V1、V3、V5 等九个导联进行描记。走纸速度 25 mm/s。

(3) 在记录纸上注明各导联代号,被试者姓名、年龄、性别及记录日期。

【结果整理及分析】

1. 取下心电图记录纸,辨认 P 波、QRS 波群、T 波,P-R 间期、S-T 段以及 Q-T 间期。如图 5-1-7 所示。

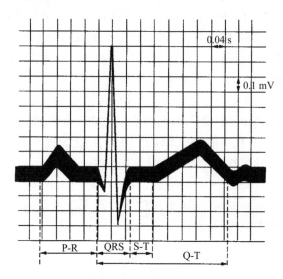

图 5-1-7　心电图各波测量

2. 测量波幅及时间。纵坐标表示电压,每小格代表 0.1 mV,横坐标表示时间,每小格代表 0.04 s(每小格实为 1 mm)。用分规测量。测量波幅值时,凡向上的波均应测量从基线上缘至波峰顶点的距离,凡向下的波均应测量下缘至波谷底点的距离。以标准导联Ⅱ的结果为例,测量各波电压幅值、P-R 间期及 Q-R 间期,观察 S-T 段有无移位。

3. 心率的测定。测量相邻两个心动周期的 R-R 间期(或 P-P 间期)。如心律不齐,应测量 5 个 R-R 间期,求其均值,再代入公式计算出心率:

$$心率(次/min) = \frac{60}{R\text{-}R\ 间期}$$

如心律不齐,应测量 5 个 R-R 间期,求其均值。

4. 心律的分析。包括主导心律的判定,心律是否规则,有无期前收缩或异位节律。分析时,首先要认出 P 波、QRS 波群、T 波,根据 P 波决定基本心律。窦性心律心电图表现为:P 波在Ⅱ导联中直立,aVR 导联中倒置,P-R 间期正常范围(0.12 s～0.20 s)。成年人正常窦性心律的心率为 60～100 次/min。

必要时,可适当减少记录的导联和分析的项目,以基本上仍满足本实验目的和要求为度。

【注意事项】

1. 受试者宜静卧至少数分钟,肌肉尽量放松,避免大呼吸动作。防止寒冷引起肌紧张甚至寒战而影响记录。

2. 记录心电图时,先将基线调到中央,使图形能在纸中央描出。防止造成基线不稳和干扰的因素。基线不稳或有干扰时,应排除后再进行描记。

3. 记录完毕后,将电极等擦净,心电图机各控制旋钮转回关的位置,最后切断电源。

【思考题】

1. 正常人体心电图可分哪几个波?各代表什么生理意义?

2. 为什么不同导联引导记录出来的正常心电图波形有很大区别?为什么各波形和间期总是规律地出现?

实验七　心血管活动的神经体液调节

【目的和原理】

本实验的目的是通过学习哺乳动物动脉血压直接测量方法,主要以动脉血压为指标,探讨在整体情况下一些神经体液因素对心血管活动是如何进行调节的。心脏受交感神经和迷走神经的支配。心交感神经末梢释放的递质为去甲肾上腺素,与心肌细胞上的 β_1 受体结合,能产生正性变时、变力、变传导作用,从而使心排血量增加;心迷走神经末梢释放的递质是乙酰胆碱,与心肌细胞上的 M 受体结合,产生负性变时、变力、变传导作用,从而导致心排血量减少。大多数血管只受交感缩血管神经支配,它兴奋时末梢释放去甲肾上腺素,与血管平滑肌上的 α 受体结合,使血管平滑肌收缩,外周阻力增加。心血管活动受多种体液因素的调节,其中最重要的有肾上腺素和去甲肾上腺素。肾上腺素主要作用为增加心排血量,也就是强心作用。去甲肾上腺素的作用主要表现为升高血压作用。

【实验材料】

家兔;哺乳动物手术器械一套、兔手术台、生物信号数据采集系统、血压换能器、保护电极、动脉插管、三通管、动脉夹、铁支架、细塑料插管、注射器(1 ml、2 ml、20 ml)、丝线、纱布、棉球;20%氨基甲酸乙酯(乌拉坦)、0.5%肝素、5%柠檬酸钠、1:100 000 乙酰胆碱、1:100 000 去甲肾上腺素、生理盐水、液状石蜡。

【实验步骤】

1. 装置仪器

(1) 血压换能器:换能器头端主管接动脉插管,侧管接三通,打开三通使换能器与大气相通,用注射器将5%柠檬酸钠通过三通缓慢注入换能器和动脉插管内,排尽空气后关闭三通。然后将换能器输出端接到生物信号采集处理系统的通道1。

(2) 刺激电极:电极接到生物信号采集处理系统的刺激输出端口。相应的参数在系统窗口菜单"刺激设置"中设置,刺激减压神经用 5~10 V、100~200 Hz,刺激迷走神经用 10~15 V、20~100 Hz。

(3) 生物信号数据采集系统:所有参数设置可选择自动调零,然后根据实验需要调整,通道1选择"压力"信号。

2. 手术

(1) 麻醉及固定:兔称重,用 20%氨基甲酸乙酯按 4 ml/kg 体重,由耳缘静脉缓慢注入(或由腹腔给药),麻醉后仰卧位固定于兔手术台上,头部固定。

(2) 分离颈部神经并行颈动脉插管:剪去颈部毛—沿正中线切开皮肤 5~7 cm—止血钳钝性分离皮下组织及肌肉—暴露气管—暴露右颈动脉鞘—分辨鞘内的颈总动脉、迷走神经(最粗)、颈交感神经(较细)、减压神经(最细)—用玻璃分针分离出 2~3 cm 长迷走神经,穿线以备辨认—分离双侧颈部动脉,各长约 2~

3 cm,穿线备用—将左侧颈部动脉近心端用动脉夹夹闭,远心端用线扎牢,用手术刀柄或手术者的小指垫在动脉下方固定动脉。用眼科剪刀在结扎处的近端剪一斜口,向心脏方向插入已充满抗凝剂的动脉插管(注意管内不应有气泡),用线将插管与动脉扎紧。缓慢放开动脉夹,记录动脉血压。

【结果整理及分析】

1. 正常血压曲线。观察"心博波"与"呼吸波"。

2. 夹闭颈总动脉。用动脉夹夹闭右侧颈总动脉 5～10 s,观察血压及心率的变化。

3. 静脉注射去甲肾上腺素。耳缘静脉注射 1∶100 000 去甲肾上腺素 0.2～0.3 ml,观察血压、心率变化。

4. 静脉注射乙酰胆碱。耳缘静脉注射 0.01％乙酰胆碱 0.20～0.3 ml,观察血压、心率的变化。

5. 电刺激减压神经。先用保护电极刺激完整的减压神经,观察血压、心率的变化;对游离的减压神经做双重结扎,在两结扎线的中间剪断减压神经,以同样的刺激参数分别刺激其中枢端和外周端,观察各项观察指标的变化。

6. 电刺激迷走神经。结扎并剪断右侧迷走神经,刺激其外周端,观察血压和心率的变化。

【注意事项】

1. 麻醉剂量要适量,注射时一定要缓慢推注。

2. 每次实验后,应等血压和心率稳定后再进行下一项实验。

3. 每次注射药后应立即用一注射器注射生理盐水 0.5 ml 左右,以防止药液残留在针头内及局部静脉中而影响下一种药物的效应。

4. 本实验需多次静脉给药,为避免多次静脉穿刺,可选用小儿头皮注射针,将针头用胶布或动脉夹固定于耳缘静脉内,其后套上注射器。注射的部位应尽可能地从末梢开始,然后逐次向内递进。

【思考题】

分析各项实验结果

观察项目	观察结果	分析
正常		
去甲肾上腺素		
乙酰胆碱		
刺激减压神经		
刺激迷走神经		

实验八　呼吸运动的调节

【目的和原理】

呼吸运动(respiratory movement)能够经常有节律(rhythm)地进行,能适应机体代谢的需要,是由于体内呼吸中枢(respiratory center)调节的缘故。体内、外各种刺激可以作用于中枢或通过不同的感受器反射性地影响呼吸运动。本实验的目的是观察某些因素对呼吸运动的影响。

【实验材料】

家兔;生物信号数据采集系统、张力换能器、哺乳类动物手术器械一套、兔手术台、气管插管、注射器(20 ml、5 ml 各一)、50 cm 长的橡皮管一条、纱布、线、球囊二个、保护电极;生理盐水、20%氨基甲酸乙酯、3%乳酸、CO_2 气、纯氮气。

【实验步骤】

1. 用 20%氨基甲酸乙酯(5 ml/kg 体重)由耳缘静脉注入,待动物麻醉后仰卧固定手术台上。沿颈部正中切开皮肤,分离气管,并插入气管插管。分离出颈部双侧迷走神经,穿线备用。

2. 进入计算机生物信号数据采集系统软件,选择"呼吸系统实验"模块,依次进行下列实验项目。

【结果整理及分析】

1. 描记正常呼吸曲线以做对照,认清曲线与呼吸运动的关系。

2. 增加吸入气中 CO_2 浓度。将装有 CO_2 的球囊管口对准侧口,将管上的夹子逐渐松开,使 CO_2 气流不致过急地随吸气进入气管。此时观察高浓度 CO_2 对呼吸运动的影响。夹闭 CO_2 球囊,观察呼吸恢复正常的过程。

3. 缺氧。将气管插管的侧管与盛有纯氮气的球囊相连,让动物呼吸球囊中的氮气,以达逐渐缺氧的目的,待其恢复正常再进行下一项观察。

4. 增大无效腔。把 50 cm 长的橡皮管用小玻璃管连接在侧管上,家兔通过这根长管进行呼吸,观察经一段时间后呼吸运动有何变化,呼吸发生明显变化后去掉橡皮管,使其恢复正常。

5. 血中酸性物质增多时的效应。用 5 ml 注射器由耳缘静脉较快地注入 3%的乳酸 2 ml,观察此时呼吸运动的变化过程。

6. 迷走神经在呼吸运动中的作用。描记一段对照呼吸曲线,先切断一侧迷走神经,观察呼吸运动有何变化,再切断另一侧迷走神经,观察呼吸运动有何变化。然后以不同刺激强度刺激一侧迷走神经的向中枢端,再观察呼吸运动的变化。

【注意事项】

1. 气管插管时,剪口后,插管前一定注意对气管进行止血和气管内清理干净再行插管。

2. 经耳缘静脉注射乳酸时,要选择静脉远端,注意不要刺穿静脉,以免乳酸外漏,引起动物躁动。

3. 用保护电极刺激迷走神经向中枢端之前一定先检查刺激器的输出。

4. 气管插管侧管的夹子在实验全过程中不得变动,以便做呼吸振幅前后比较。

【思考题】

1. 分析各项实验结果。缺 O_2、CO_2 及乳酸增多时对呼吸的影响机制有何不同?

2. 迷走神经在节律性呼吸运动中起何作用?

实验九　膈神经放电的观察

【目的和原理】

节律性呼吸(rhythmic respiration)运动是呼吸中枢节律性活动的反映。呼吸中枢的节律性活动通过支配呼吸肌的膈神经(phrenic nerve)和肋间神经(传出神经)引起膈肌和肋间肌(效应器)的节律性舒缩活动,从而引起节律性呼吸运动。本实验的目的是用电生理方法观察和记录家兔在体膈神经发放传出冲动情况,借以加深对呼吸节律(respiratory rhythm)来源的认识。

【实验材料】

兔;信号处理系统、示波器、前置放大器、监听器、哺乳类动物手术器材一套、兔手术台、引导电极及固定架、注射器(30 ml、20 ml、1 ml)、装有CO_2的气囊、玻璃分针;20%氨基甲酸乙酯、生理盐水和医用液状石蜡(加温至38～40 ℃)、尼可刹米注射液。

【实验步骤】

1. 麻醉和固定。用20%氨基甲酸乙酯(5 ml/kg体重)从兔耳缘静脉注射,待兔麻醉后,背位固定于兔手术台上。

2. 手术

(1) 剪去颈部兔毛,自胸骨上端向头部做一正中切口,约10 cm。分离皮下组织肌肉,找到气管,并做气管插管术。

(2) 分离并拉开颈部软组织,可在脊柱腹外侧看到颈椎发出的第3、4、5颈神经,自颈椎斜向外侧。于甲状软骨下1～2 cm处是第3颈神经。在颈椎旁的肌肉上便可见一细的垂直下行的膈神经。膈神经由第4、5颈神经的腹支汇合成,在颈部下1/5处与臂丛(由第5～8颈神经的腹支、第1胸神经腹支汇合而成)交叉,在斜方肌的腹缘进入胸腔。用玻璃分针在臂丛上方分离膈神经2 cm左右,穿线置外周端备用。

(3) 分离两侧迷走神经并穿线备用。

(4) 颈部一侧皮肤接地。借助于U型架做好皮兜,并注入38 ℃液状石蜡保温,防止神经干燥。用玻璃分针将膈神经放至引导电极上。注意神经不可牵拉过紧,引导电极应悬空,不要触及周围组织。

3. 进入计算机生物信号数据采集系统软件,选择"呼吸系统实验"模块,依次进行下列实验项目。

【结果整理及分析】

1. 观察正常呼吸运动与膈神经放电关系。注意膈神经放电形式(如图5-1-8)及其通过监听器所发出声音的特点。

2. 观察吸入气中CO_2浓度增加对膈神经放电的影响。将CO_2气囊上的注射

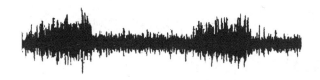

图 5-1-8　膈神经放电

器针头插入气管插管内,打开 CO_2 气囊上的螺旋夹,气囊加压,使 CO_2 冲入气管内。观察膈神经放电和呼吸运动的变化。

3. 由兔耳缘静脉注入稀释的尼可刹米 1 ml(内含 50 mg),观察膈神经放电和呼吸运动的变化。

4. 肺牵张反射时膈神经放电的观察

(1) 于气管套管的一个侧管上,借细橡皮管连以 30 ml 注射器,观察一段呼吸运动。在吸气相之末,先将气管套管的另一侧管堵塞,然后立即将注射器内事先装好的空气约 20 ml 迅速注入肺内,使肺维持在扩张状态。观察呼吸状态和膈神经放电有何变化。当呼吸运动恢复后,开放堵塞口。休息片刻,待呼吸运动平稳后,于呼气相之末,再堵塞套管的另一侧管。用注射器抽取肺内气体约 15～20 ml,使肺维持在萎陷状态。观察呼吸运动和膈神经放电的变化,当呼吸运动恢复后,开放堵塞口。以上观察可反复进行几次。

(2) 切断一侧迷走神经,观察膈神经放电有何变化。再切断另一侧迷走神经,观察膈神经放电又有何变化。在切断两侧迷走神经后,重复上述向肺内注气或从肺内抽气试验。观察呼吸运动及膈神经放电是否有改变。

【注意事项】

1. 分离膈神经,动作要轻柔。神经分离要干净,不能有血和组织黏着在神经上。每项试验做完后,待神经放电和呼吸运动恢复正常后,方可继续下步试验,即要有前后对照。

2. 膈神经放电的观察指其群集放电的频率、振幅。呼吸运动的观察是指它的频率和深度。

3. 如气温暖和,可不做皮兜。可改用温液状石蜡棉条覆盖在神经上。

4. 用注射器自肺内抽气时,切勿过多,以免引起动物死亡。

【思考题】

1. 试描述膈神经放电的形式。与减压神经放电形式比较,有何不同?

2. 解释每项试验结果。

实验十　胃肠运动的观察

【目的和原理】

胃肠道平滑肌(gastrointestinal tract smooth muscle)具有自发运动(automatic movement)的特性,在整体情况下,此运动受神经、体液以及其他因素的影响。本实验将观察正常情况下家兔在体胃、小肠的运动形式,以及分析神经、体液因素对其活动的影响。

【实验材料】

兔;哺乳动物手术器械、手术台、电刺激器、刺激电极、保护电极、20 ml 注射器、1 ml 注射器、玻璃分针;20％氨基甲酸乙酯(乌拉坦)、1：10 000 乙酰胆碱、1：10 000 肾上腺素、阿托品注射液、新斯的明注射液。

【实验步骤】

1. 麻醉、固定。将家兔用 20％氨基甲酸乙酯浅麻醉,剂量一般低于 1 g/kg 体重,背位固定于手术台上。

2. 颈部手术。常规颈部手术,分离一侧颈部迷走神经,穿线备用。

3. 腹部手术。将腹部毛剪净,从胸骨剑突下沿腹中线剖开腹壁,长约 10 cm。用止血钳将腹壁夹住,轻轻提起,腹腔内液体和器官即不会流出。为防止热量散失和干燥,切口周围可用温热生理盐水纱布围裹。

【结果整理及分析】

1. 正常情况下的胃肠运动。注意胃肠的紧张度和蠕动,以及小肠的分节运动。

2. 刺激迷走神经。先将迷走神经结扎、剪断,用弱电流刺激迷走神经外周端 1~2 min。刺激参数:波宽 0.2 ms,频率 20 Hz,强度适当(6~12 V,以刺激切口处腹肌可引起轻度收缩为度)。再观察胃肠的运动变化。

3. 耳缘静脉注射 0.5 ml 肾上腺素溶液(1：10 000),观察胃的蠕动和小肠的活动有何变化。

4. 耳缘静脉注射 0.5 ml 乙酰胆碱溶液(1：10 000),观察胃的蠕动和小肠的活动有何变化。

5. 耳缘静脉注射新斯的明 0.2~0.3 ml,注意胃及肠管的张力和颜色变化。

6. 耳缘静脉注射阿托品 2 ml,观察胃肠运动有何变化。再刺激迷走神经外周端,观察胃肠运动有无加强,并解释其原因。

【注意事项】

1. 为了较好地观察胃肠蠕动和分节运动,实验前 2 h 要给动物喂食。

2. 实验过程中应注意腹腔内脏器的保温。

3. 注射肾上腺素和乙酰胆碱不宜过多,否则会引起动物死亡。

【思考题】

1. 正常情况下胃肠运动有哪些形式？

2. 试述胃肠运动的神经调节机制。

3. 分析实验过程中所出现的现象及产生原因。

实验十一　家兔小肠平滑肌的生理特性

【目的和原理】

消化道平滑肌在离体后,置于适宜的环境中,仍能进行良好的节律运动,但其节律缓慢,节律性远不如心肌规则。与其他可兴奋组织不同的是,消化道平滑肌对电刺激不敏感,但对牵张、温度和化学刺激反应特别明显。本实验的目的是观察家兔小肠平滑肌的一般特性,学习哺乳动物离体器官灌流的一种方法。

【实验材料】

兔;麦氏浴槽、恒温水浴、生物信号数据采集系统、张力换能器(量程为 50 g)、球胆、万能支架、烧杯、哺乳类手术器械一套、兔手术台;洛氏溶液、20％氨基甲酸乙酯、1∶10 000 肾上腺素、1∶10 000 乙酰胆碱、1 mol/L NaOH、0.3％乳酸等。

【实验步骤】

1. 装备好麦氏浴槽,将其置于 37 ℃恒温水浴,使浴槽内预先氧饱和。

2. 兔耳缘静脉注射20％氨基甲酸乙酯(5 ml/kg 体重),待兔麻醉后,背位固定于手术台上;剖开腹部,在幽门下端分离十二指肠约 3～4 cm,在此段结扎,从结扎线中间将肠管剪断。一端固定于麦氏浴槽的乙型通气管挂钩上,一端与换能器相连。

3. 打开生物信号数据采集系统和计算机,开始记录。

4. 将肠管在浴槽中平衡几分钟后,记录正常收缩曲线,开始实验。

【结果整理及分析】

1. 记录正常平滑肌收缩曲线。

2. 用滴管在浴槽中加入 3～4 滴乙酰胆碱(1∶10 000),记录平滑肌收缩曲线。

3. 用滴管在浴槽中加入 3～4 滴肾上腺素(1∶10 000),记录平滑肌收缩曲线。

4. 用滴管在浴槽中加入 3～4 滴 1 mol/L NaOH 溶液,记录平滑肌收缩曲线。

5. 用滴管在浴槽中加入 3～4 滴 0.3％乳酸溶液,记录平滑肌收缩曲线。

【注意事项】

1. 小肠标本取出过程中,注意保护肠管,勿用力牵拉,取出后迅速与记录装置连接。

2. 洛氏溶液要保持 37 ℃恒温。

3. 保证不断向浴槽补充氧气。

4. 每次换药后必须更换洛氏溶液,待肠管正常后再进行下一项实验。

【思考题】

1. 观察酸碱对离体小肠平滑肌刺激的效果,对理解小肠的生理功能有何意义?

2. 观察乙酰胆碱和肾上腺素对小肠平滑肌的效果,对理解小肠的生理功能有何意义?

3. 如果灌流液的温度为 40 ℃或 34 ℃,对平滑肌的收缩有何影响? 有何生理意义?

实验十二　影响尿液生成的因素

【目的和原理】

尿液的生成过程包括肾小球的滤过、肾小管的重吸收和分泌、尿液的浓缩和稀释过程,凡能影响上述过程的因素都能引起尿量的改变。本实验观察某些神经、体液和其他因素对尿生成的影响,并分析这些因素影响尿生成的机制。

【实验材料】

兔;生物信号数据采集系统、受滴电极、保护刺激电极、血压换能器、哺乳类手术器械一套、兔手术台、细塑料管(或膀胱插管)、注射器、试管、试管架、酒精灯、烧杯;生理盐水、20％氨基甲酸乙酯(乌拉坦)、20％葡萄糖溶液、1∶10 000 去甲肾上腺素、垂体后叶素、呋塞米、0.6％酚红溶液、10％ NaOH、班氏试剂。

【实验步骤】

1. 兔耳缘静脉注射 20％氨基甲酸乙酯(5 ml/kg 体重),待兔麻醉后,背位固定于手术台上;剪去颈部和腹部的毛,插入气管插管,分离一侧迷走神经及一侧颈总动脉。

2. 颈总动脉插管,记录血压(具体实验步骤见实验七"心血管活动的神经体液调节")。

3. 尿液收集方法

(1)膀胱插管法:从耻骨联合上 1 cm 沿正中线切开皮肤 2～3 cm,打开腹腔,在耻骨联合上方找到膀胱,小心将膀胱移出体外,在膀胱顶部血管较少的部位做一荷包缝合,在缝合中心小心用眼科剪剪开一小口(切不可将缝线剪断),当充盈膀胱的尿液流出时,迅速插入膀胱插管,收紧缝线以结扎关闭切口,膀胱插管通过橡胶管与受滴电极相连。

(2)输尿管插管法:从耻骨联合上 1 cm 沿正中线切开皮肤 5 cm,打开腹腔,在耻骨联合上方找到膀胱,小心将膀胱移出体外,暴露膀胱三角,仔细辨认输尿管,钝性分离输尿管 2 cm,在输尿管下方穿线备用,用眼科剪在输尿管上方剪一斜口,将充满生理盐水的细塑料管向肾脏方向插入输尿管内,结扎固定,进行导尿,此时可见到淡黄色液体从细塑料管流出。手术完毕后,用温热生理盐水浸过的纱布盖住腹部切口,以保持腹腔内的温度和湿度。

4. 仪器连接。将膀胱或者输尿管插管与受滴电极相连,受滴电极连接计算机生理实验系统的第 1 或第 2 通道,从第 5 通道输出电刺激。

进入计算机生物信号数据采集系统软件,选择"泌尿实验"模块,依次进行下列实验项目,每项实验前都要记录血压和尿量作为对照。

【结果整理及分析】

1. 记录正常血压和尿量。

2. 静脉快速注射 37 ℃生理盐水 20 ml,观察血压和尿量的变化。

3. 取 2 滴尿液做尿糖定性试验,然后静脉滴注 20%葡萄糖溶液 5～10 ml,观察血压和尿量的变化,在尿量明显增加时再做尿糖定性试验。

4. 静脉注射 1∶10 000 去甲肾上腺素 0.3～0.5 ml,观察血压和尿量变化。

5. 静脉注射呋塞米(5 ml/kg 体重),观察尿量变化。

6. 静脉注射垂体后叶素 2 U,观察血压和尿量的变化。

7. 静脉注射 0.6%酚红溶液 0.5 ml,开始计时,用盛有 10%NaOH 溶液的培养皿盛接尿液,如尿液中有酚红排出,遇到 NaOH 呈红色。计算从注射酚红开始到尿中排出酚红所需时间。

8. 结扎并剪断一侧迷走神经,用保护刺激电极刺激(0.2 ms,2～5 V)迷走神经的外周端,使血压在 5.6～6.67 kPa(42～50 mmHg)维持 20～30 s,观察尿量有何变化。

9. 分离一侧股动脉,插入细塑料管或直接切口放血,使动脉血压迅速下降到 6.67 kPa(50 mmHg)左右,停止放血或止血,观察尿量变化;再迅速补充适量的生理盐水,观察血压和尿量的变化。

【注意事项】

1. 选择体重在 2.0～3.0 kg 之间的兔,实验前多喂给菜叶。

2. 每项实验前后,均应有对照记录,待前一项药物作用基本消失后,再观察下一项。

3. 保护耳缘静脉,注射从耳尖开始,逐步向耳根移行。

【思考题】

1. 试述各项观察项目的作用机制。

2. 试比较两种导尿法的优、缺点。

实验十三　反射弧的分析

【目的和原理】

在中枢神经系统参与下,机体对刺激所做的规律性应答称为反射(reflex)。较复杂的反射需要较高级中枢部位的整合,而一些较简单的反射只需通过中枢神经系统的低级部位就能完成。例如将高位中枢切除,而仅保留脊髓的动物称为脊动物(spinal animal),此时动物产生的各种反射活动为单纯的脊髓反射。反射活动的结构基础是反射弧(reflex arc),它一般包括感受器、传入神经、神经中枢、传出神经和效应器五部分。反射弧的任一部分受到破坏,均不能实现完整的反射活动。本实验的目的是用脊蛙分析反射弧的组成部分,并探讨反射弧的完整性与反射活动的关系。

【实验材料】

蟾蜍或蛙;蛙类手术器械一套、铁支架、铁夹、电刺激器、刺激电极、棉球、纱布、培养皿、烧杯;0.5%硫酸。

【实验步骤】

取蟾蜍一只,用粗剪刀横向伸入口腔,从鼓膜后缘处剪去颅脑部,保留下颌部分。以棉球压迫创口止血,然后用铁夹夹住下颌,悬挂在铁支架上。此外,也可用探针由枕骨大孔刺入颅腔捣毁脑组织,以一小棉球塞入创口止血制备脊蛙。

【结果整理及分析】

1. 用培养皿盛0.5%硫酸溶液,将蟾蜍左侧后肢的脚趾尖浸于硫酸溶液中,观察有无屈腿反射发生。然后用烧杯盛自来水洗去皮肤上的硫酸溶液。

2. 绕左侧后肢在趾关节上方皮肤作一环状切口,将足部皮肤剥掉,重复步骤一,结果如何?

3. 按步骤一的方法以硫酸溶液刺激右侧脚趾尖,观察反射活动。

4. 在右侧大腿背侧剪开皮肤。在股二头肌和半膜肌之间分离,找出坐骨神经,在神经上做两个结扎,在两结扎间剪断神经。重复步骤三。结果如何?

5. 连续电刺激右侧坐骨神经中枢端,观察腿的反应。

6. 以探针捣毁蟾蜍之脊髓后重复步骤5。

7. 刺激坐骨神经外周端,观察同侧腿的反应。

8. 直接刺激右侧腓肠肌,其反应如何?

【注意事项】

1. 剪颅脑部位应适当,太高则部分脑组织保留,可能会出现自主活动。太低则伤及上部脊髓,可能使上肢的反射消失。

2. 浸入硫酸的部位应限于趾尖,勿浸入太多。

【思考题】

1. 在本实验中,屈肌反射的反射弧包括哪些具体组成部分?
2. 如将硫酸刺激改为电刺激,实验效果如何? 为什么?

实验十四　去大脑僵直

【目的和原理】

中枢神经系统对伸肌的紧张(extensor tension)有易化和抑制作用。在正常情况下,通过这两种作用使骨骼肌保持适当的紧张度,以维持身体的正常姿势。如果在动物的上、下丘之间横断脑干(brain stem),则屈肌的肌紧张(flexor tension)作用减弱,而伸肌的肌紧张就相对增强。动物表现出四肢僵直(rigidity),头尾角弓反张的僵直现象,如图 5-1-9 所示。

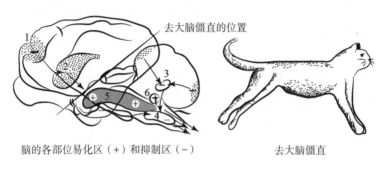

脑的各部位易化区(＋)和抑制区(－)　　　　　去大脑僵直

图 5-1-9　去大脑僵直位置示意图和去大脑僵直现象

【实验材料】

家兔;哺乳动物手术器械一套、兔手术台、骨钻、咬骨钳;20％氨基甲酸乙酯(乌拉坦)溶液、骨蜡。

【实验步骤】

1. 麻醉:从兔耳缘静脉缓慢注入 20％氨基甲酸乙酯溶液,剂量为 3ml/kg 体重(注意麻醉不宜过深)。将动物背位固定于兔手术台上。

2. 剪去颈部的毛,自颈正中线切开皮肤,暴露气管,插入气管插管。

3. 横切脑干:可用两种方法横切脑干。

方法 1:将动物改为俯位固定,剪去头部的毛,由两眉间至枕部将头皮纵行切开,再自中线切开骨膜,以刀柄剥离肌肉,推开骨膜。仔细辨认冠状缝、矢状缝和人字缝,找到前囟和后囟。用钢尺测量前囟和后囟之间的距离。将前囟和后囟之间分成三等份,在后 1/3 的交点处旁开 5 mm 做一记号,该点即为横切脑干的进针部位。用探针在此处将颅骨钻透,左手托起动物的头,右手将探针垂直插向颅底。同时向两边拨动,将脑干完全切断。

方法 2:将动物俯位固定后,切开头皮,刮去骨膜。用颅骨钻在顶骨两侧各钻一孔,用咬骨钳沿孔咬去骨块,扩大创口。直至两侧大脑半球表面基本暴露时,用薄而钝的刀柄伸入矢状窦与头骨内壁之间,小心分离矢状窦,然后钳去保留的颅骨,在矢状缝的前后两端各穿一线并结扎之。用小镊子夹起脑膜,并仔细剪开。去除硬脑膜,暴露大脑皮层。左手将动物头托起,右手用手术刀柄从大脑半球后轻轻翻开半球,露出四叠体(上丘较粗大,下丘较小)。用手术刀刀背在上下丘之间略向前倾斜切向颅底,同时向两边拨动、推压,将脑干完全切断。

4. 松开动物四肢,用双手分别提起动物的背部和臀部皮肤,然后将动物侧卧,可见到动物的躯体和四肢慢慢变硬伸直,头后仰,尾上翘,呈角弓反张状态,即出现去大脑僵直现象。

【注意事项】

1. 动物麻醉宜浅。麻醉过深不易出现去大脑僵直现象。

2. 切断脑干的部位要准确无误。过低,会伤及延髓,引起呼吸停止;过高,不出现去大脑僵直现象。

【思考题】

1. 去大脑僵直产生的机制是什么?

2. 神经系统和脑干网状结构是怎样调节肌紧张的?

实验十五　大脑皮层运动机能定位

【目的和原理】

大脑皮层运动区(cerebral cortex motor area)通过锥体束及锥体外系下行通路,可控制脑干和脊髓运动神经元的活动,从而控制肌肉运动。电刺激运动区的不同部位,能引起特定的肌肉发生短促的收缩。这些皮层部位呈有秩序的排列,特别在人和高等动物的中央前回(gyrus centralis anterior)最为明显,称为皮层运动区机能定位(cerebral cortex motor localization)。在较低等的哺乳动物,如兔和大鼠中,大脑皮层运动机能定位已具一定雏形。本实验的目的是观察电刺激大脑皮层运动区的躯体运动效应和皮层运动区机能定位现象,了解皮层运动区对躯体运动的调节作用。

【实验材料】

兔;哺乳类动物手术器械一套、小骨钻、小咬骨钳、骨蜡(或止血海绵)、电刺激器、刺激电极、纱布;20%氨基甲酸乙酯(乌拉坦)溶液、生理盐水、液状石蜡。

【实验步骤】

1. 麻醉：给兔静脉注射 20%氨基甲酸乙酯溶液,剂量为 3.3 ml/kg 体重。

2. 开颅手术：将动物俯位固定于手术台上,把头固定于头架,剪去头部的毛,从眉间至枕部沿矢状线切开皮肤及骨膜,用刀柄向两侧剥离肌肉并刮去颅顶骨膜。用小骨钻钻开颅骨,勿伤硬脑膜。用小咬骨钳扩大创口,暴露一侧大脑上侧面,勿伤及矢状窦。需要时用骨蜡止血。用小镊子夹起硬脑膜,仔细剪去,暴露出大脑皮层,滴上少量温热液状石蜡,以防皮层干燥。术毕放松动物的头及四肢,以便观察躯体运动效应。

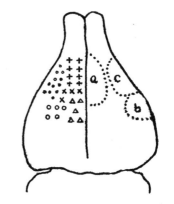

图 5 - 1 - 10　兔皮层的刺激效应
a. 中央后区；b. 脑岛区；c. 下颌运动区。
×—前肢、后肢动；+—颜面肌和下颌动；
○—头动；•—下颌动；△—前肢动

3. 观察刺激皮层的效应：逐点依次刺激大脑皮层不同区域,观察躯体运动反应,并将结果标记在大脑半球背面观的示意图上(图 5 - 1 - 10)。刺激参数：波宽 0.1～0.2 ms,电压 1～12 V,频率 20～100 Hz。每次刺激持续约 1～5 s,每次刺激后休息约 1 min。

【结果整理及分析】

了解兔大脑皮层运动区的位置,并画好一张大脑半球背面观的示意图,将观察到的反应标记在图上。分析讨论实验结果,写出实验报告。

【注意事项】

1. 麻醉不宜过深,过深则影响刺激效应。

2. 术中仔细止血,并注意勿损伤大脑皮层。保持皮层应有的兴奋性、表面光泽,保持皮层中血管清晰。

3. 选定合适的刺激参数。

4. 刺激电极间距宜小,但勿短路。

【思考题】

为什么刺激大脑皮层引起的肢体运动往往有左右交叉现象?

第二节　药理学实验

实验一　实验动物的给药方法

【实验目的】

掌握实验动物的常用给药方法。

【实验材料】

动物：家兔，小鼠。

药品：生理盐水。

器材和仪器：酒精棉球，干棉球，注射器，灌胃针头，剪刀，开口器，胃管。

【实验步骤与方法】

1. 小鼠的捉持和给药方法

（1）小鼠的捉持与固定：右手捏住鼠尾，将小鼠放在粗糙的台面上或鼠笼盖铁丝网上，稍向后拉鼠尾。左手中指和无名指轻压鼠背，大拇指与食指捏住小鼠两耳及颈部皮肤，并以小指和掌心部夹住尾部，将其固定在手上（图 5-2-1）。

（2）腹腔注射法：左手持鼠，使其腹部朝上，右手持注射器，针头从下腹部左侧或右侧（避开膀胱）朝头部方向刺入，角度不宜太小，否则，易注入皮下（图 5-2-2）。针头与腹壁的角度约 45°。注射药液量以 0.5 ml/只以下为宜。注意：针尖插入不宜太深或太近上腹部，避免刺破内脏（注药前将针头略微回抽，以免注入膀胱或其他脏器）。

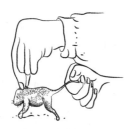
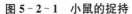
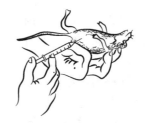

图 5-2-1　小鼠的捉持　　　图 5-2-2　小鼠腹腔注射法

（3）皮下注射法：两人合作，一人一手抓住小鼠头部皮肤，另一手抓住鼠尾。另一人注射药物，左手提起背部皮肤，右手持针，刺入背部皮下组织（图 5-2-3）。注射量不超过 0.3 ml/只。注意：针头不宜过粗，否则药液会自针眼流出。

（4）灌胃法：小鼠固定法同上，左手持鼠，使其口部朝上，颈部拉直，但不宜过紧,以免窒息。右手持灌胃器,自口角插入口腔,从舌背面沿上颚插入食道(图 5 - 2 - 4)。注意:如插入正确,针头容易进去;如遇阻力,可能插入气管,应将注射器退出重插,以免穿破食道或误入气管,造成动物死亡。灌胃体积不超过 0.5 ml/只。

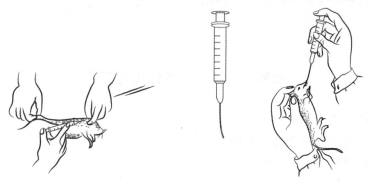

图 5 - 2 - 3　小鼠皮下注射法　　　　图 5 - 2 - 4　小鼠灌胃法

(5) 尾静脉注射法:将小鼠置于固定的筒内或铁丝罩内,使尾巴露出,用 75% 的酒精棉球擦拭,使血管充血,选择尾巴左右两侧静脉注射(图 5 - 2 - 5)。如针头确已在血管内,推注药液应无阻力,注射时若出现隆起白色皮丘、阻力增大,说明未注入血管,应拔出针头重新向尾根部移动注射。需反复静脉注射时,应尽可能从尾端开始,按次序向尾根部移动注射。一次注射量为 0.05~0.1 ml/10 g 体重。

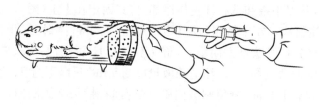

图 5 - 2 - 5　小鼠尾静脉注射法

(6) 肌肉注射法:小鼠因肌肉较少,很少采用肌肉注射,若有需要可注射于股部肌肉,多选后腿上部外侧,一次注射量不超过 0.1 ml。

2. 大鼠的捉持和给药方法

(1) 大鼠的捉持与固定:捉拿大鼠时,实验者应注意防护,如戴帆布手套进行操作。先用右手捏住鼠尾,放大鼠在粗糙的台面上或鼠笼盖铁丝网上,然后将鼠尾向后轻拉,用左手中的大拇指与食指捏住大鼠两耳及颈部皮肤,并以小指和掌心部夹住尾部,将整个动物固定于左手中。也可用左手的拇指和中指分别放到大鼠的腋下,食指放于颈部,使大鼠伸开前肢,握住动物,用右手进行操作。

(2) 皮下注射法:轻轻拉起背部或大腿外侧皮肤,将注射针刺入注射部位皮下,一次注射药量为 1 ml/100 g 体重。

（3）灌胃法：以左手捉拿固定大鼠，灌胃方法与小鼠相类似。一次灌药量为 1～2 ml/100 g 体重。

（4）肌肉注射与腹腔注射法同小鼠。

（5）静脉注射法：麻醉大鼠可从舌下静脉给药。清醒大鼠可采用尾静脉注射给药，方法同小鼠，每次注射量为 0.3～0.5 ml/100 g 体重。

3. 豚鼠的捉持和给药方法

（1）豚鼠的捉持与固定：先用左手迅速扣住豚鼠背部，抓住其肩胛上方，将手张开，用手指握着颈部或握住身体的四周，再拿起来。怀孕或体重较重的豚鼠，应以另一只手托住其臀部。豚鼠的固定方法基本同大鼠。

（2）皮下注射法：注射部位通常在大腿内侧。一人固定豚鼠，一人握住侧后肢，将注射器针头与皮肤呈 45°角刺入皮下，确定针头在皮下后注射，注射完毕后以指压刺入部位片刻，以防药液外漏。

（3）灌胃法：同大鼠。亦可采用插管灌胃法，用木或竹制开口器，把导尿管或塑料管通过开口器中央的小孔插入胃内，回拉注射器针栓，无空气抽回时即可注入药液。

（4）肌肉注射与腹腔注射法：同小鼠。

（5）静脉注射法：注射部位可选择前肢皮下头静脉、后肢小隐静脉、耳壳静脉，或雄鼠的阴茎静脉，偶尔亦可用心脏穿刺给药。一般用前肢皮下头静脉穿刺成功率较后肢小隐静脉高，而后肢小隐静脉下部比较固定，穿刺成功率比起明显可见但不固定的上部要高。也可在胫前部将皮肤切开一小口，暴露出胫前静脉后注射，一次注射量不超过 2 ml。

4. 家兔的捉持和给药方法

（1）家兔的捉持与固定：用右手抓起家兔脊背近后颈处皮肤，抓的面积越大其持重点越分散。用左手拖住其臀部和腹部使其体重大部分集中在左手上，然后按实验要求固定（图 5 - 2 - 6）。家兔的固定方式有腹卧式和仰卧式两种：做各种手术时，一般对麻醉后的动物进行仰卧式固定，头部则用兔头固定夹固定；做耳缘静脉注射或取血时，可行腹卧式固定，即将家兔安放到特制的固定装置内。

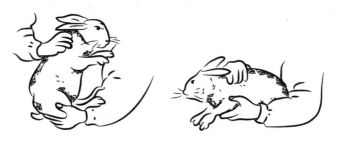

图 5 - 2 - 6　家兔的捉持

（2）灌胃法：一人取坐位，两膝固定兔之下半身，两手将兔耳和前肢固定，并使兔头稍向后仰，颈部垂直，另一人在兔的上下齿间插入开口器，慢慢转动开口器，使舌头伸出口外，并压住，勿使缩回。将胃管穿过开口器中间的小孔，经过咽喉、食道插入胃中。插管时感觉顺利，动物不挣扎，也不屏气，表示胃管在胃内。为慎重起见，将胃管另一端浸入水中，未见气泡，即证实没有进入气管，已插入胃。此时将胃管连接一注射器，将水经胃管注入。

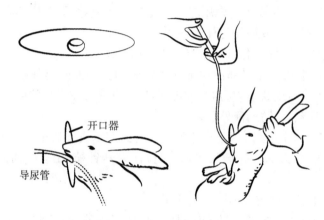

图 5-2-7　家兔灌胃法

（3）皮下、肌肉、腹腔注射法：基本方法与鼠类相同，选用的针头可以大一些。给药最大剂量分别为 0.5 ml、1.0 ml 和 5.0 ml/kg 体重。

（4）耳缘静脉注射：剪去耳背侧边缘兔毛（或将兔耳后缘之毛拔去），显露耳缘静脉。一人固定家兔身体及头部，另一人进行注射。酒精棉球涂擦注射部位，用手指轻弹耳壳，使血管扩张；左手食指和中指夹住耳缘静脉根部，待血管明显充血后，右手持注射器，针头与血管约成 30°角，从耳缘静脉远心端刺入血管，顺血管平行方向深入 1 cm。左手拇指和无名指将针头与兔耳同时按住固定，不让针头滑动。放开耳根静脉手指压力，缓慢推注药液。注射完毕后，用手指或加棉球轻按在针眼上，拔出针头，并继续按压 2～3 min，以防出血。注意：如插入血管，药液推进容易，若插在管外，则推注不顺、有小丘状突起，应拔出针头，另在其近心端注射。

实验二　给药途径对药物作用的影响

【实验目的】

观察不同给药途径对药物作用的差别。

【实验原理】

给药途径决定药物吸收量和进入血液循环的速度,因而也影响药物的血药浓度,并最终影响药物发挥作用的快慢和强度,甚至影响药理作用。硫酸镁可因给药途径不同而产生不同的药理作用:硫酸镁腹腔注射给药时,会抑制中枢及外周神经系统,使骨骼肌、心肌、血管平滑肌松弛,从而发挥肌松作用和降压作用;而硫酸镁灌胃时,肠道很少吸收,会增加肠容积而促进肠道推进性蠕动,产生泻下作用。

【实验材料】

动物:小鼠。

药品:20%硫酸镁。

器材:鼠笼,酒精棉球,干棉球,注射器,针头,灌胃针头。

【实验步骤与方法】

取体重相近的小鼠 2 只,一只经口灌入 20%硫酸镁 0.5 ml,另一只腹腔注射等量硫酸镁,分别置于鼠笼中,做好标记。观察并记录结果。

【实验结果】

小鼠编号	给药方式	给药前	给药后
1	灌胃		
2	腹腔注射		

【注意事项】

1. 经口灌胃给药时,勿将药物灌入气管,以免造成动物窒息死亡。

2. 灌胃时如果刺破食管或胃壁,给药途径则发生改变,会导致实验失败。

【思考题】

1. 20%硫酸镁经灌胃给药和腹腔注射给药为什么会产生不同的药理作用?

2. 临床应用硫酸镁时应注意什么?

实验三　中枢镇痛药物的镇痛作用

【实验目的】

学习用化学刺激法观察药物镇痛作用的实验方法。

【实验原理】

腹膜有广泛的感觉神经分布,把醋酸等化学刺激物注入腹腔,可使小鼠很快产生疼痛反应,表现为腹部两侧内凹、躯体扭曲和后肢伸展,统称为扭体反应。哌替啶(杜冷丁)或吗啡可明显抑制扭体反应的发生,从而证明其镇痛作用。

【实验材料】

动物:小鼠。

药品:0.3%杜冷丁溶液,0.6%醋酸溶液,生理盐水。

器材和仪器:天平,小鼠笼,注射器。

【实验步骤与方法】

取两只小鼠,分两组,标记、称重。观察正常活动。一只小鼠腹腔注射0.3%杜冷丁0.1 ml/10 g体重;另一只小鼠腹腔注射生理盐水0.1 ml/10 g体重,记录给药时间;给药20 min后,两只小鼠均分别腹腔注射0.6%醋酸溶液0.1 ml/10 g体重,观察并记录小鼠15 min内扭体反应出现的情况。扭体反应的表现为腹部收缩、躯体扭曲、后肢伸展及蠕行等。

【实验结果】

1. 记录本小组实验结果。

小鼠编号	体重/g	给药	给药后扭体反应出现次数
对照组		生理盐水	
给药组		0.3%杜冷丁	

2. 汇集全班的结果,填入下表,并计算药物镇痛率。

小鼠编号	对照组扭体次数	镇痛率	给药组扭体次数
1			
2			
...			

$$镇痛率(\%)=\frac{对照组扭体次数-给药组扭体次数}{对照组扭体次数}×100\%$$

【注意事项】

1. 0.6%醋酸溶液宜新鲜配制,并注意瓶盖的密封。存放过久或使用过程中未及时将瓶盖盖紧,会使其作用减弱。也可用新配制的 0.05% 酒石酸锑钾溶液。

2. 室温不能低于 10 ℃,否则不易发生扭体反应。

3. 给药组扭体反应发生率比对照组减少 50% 以上才能认为有镇痛效力。

4. 小鼠体重轻,扭体反应发生率低。

【思考题】

为什么杜冷丁可以产生镇痛作用?

实验四　药物对离体子宫的作用

【实验目的】

观察缩宫素对离体子宫活动的影响。

了解动物离体子宫制备的操作方法。

【实验原理】

利用未孕动情期小鼠、大鼠或家兔离体子宫置于合适营养液环境中的自主张力活动,观察缩宫素对子宫平滑肌的作用。

【实验材料】

动物:小鼠(雌性)。

药品:益母草煎液,5 U/ml 缩宫素,台氏液。

器材和仪器:手术器材,恒温浴槽,多媒体生物信号采集与处理系统,张力传感器等。

【实验步骤与方法】

1. 标本制备

取 25 g 以上处于动情期的雌性小鼠(实验前 2 d 腹腔注射己烯雌酚注射液 0.1 ml/只,可促使其进入动情期),每组 1 只,颈椎脱臼法处死后剪开腹腔,找出子宫,轻轻剥离;在子宫二角相连处下端剪断,取出子宫,置于有营养液的培养皿内,仔细剪除附着在子宫上的结缔组织和脂肪组织。然后将子宫二角相连处剪开,取一角,剪取 2 cm,一端用标本钩钩上,固定在浴槽底部,另一端用线结扎与传感器相连。浴槽的营养液量以能浸没子宫为宜。水浴温度为(37±0.5)℃,静置 15 min,待子宫适应后,开始实验。

2. 实验装置的准备

(1) 打开多媒体生物信号采集与处理系统,选择实验项目"消化道平滑肌的生理特性"。

(2) 开始实验,记录正常曲线。

3. 按下列顺序给药

(1) 记录正常曲线,然后加益母草煎液 0.3～0.5 ml,观察子宫收缩情况,标记并记录曲线,接着冲洗 2～3 次。

(2) 加 5 U/ml 的缩宫素 0.02 ml(小剂量),观察子宫平滑肌节律性收缩,标记并记录曲线。

(3) 加 5 U/ml 的缩宫素 0.2 ml(大剂量),观察子宫平滑肌强直性收缩,标记并记录曲线。

4. 实验结束,保存实验结果。

【实验结果】

将正常曲线及 3 次给药记录的曲线结果编辑在同一个 Word 文档中,打印,并对结果进行适当的讨论。

【注意事项】

1. 台氏液每次要注意恒量,而且要注意浴槽的温度。

2. 换液后,必须待曲线平稳后才能加入下一个药物。

【思考题】

1. 根据张力曲线,观察不同剂量的缩宫素对子宫收缩的作用。

2. 比较缩宫素和益母草煎液对子宫的作用特点,说明它们在临床上的应用。

实验五　利多卡因对氯化钡诱发心律失常的拮抗作用

【实验目的】

观察利多卡因对氯化钡诱发的心律失常的治疗作用。

了解氯化钡诱发心律失常的方法。

【实验原理】

制备心律失常动物模型,有药物诱导法、点刺激、冠状动脉结扎等,其中诱导法最常用。药物诱导心律失常动物模型的主要机制是:提高心肌细胞的自律性,形成一源性或多源性的异位节律。

氯化钡可以增加浦肯野纤维对 Na^+ 的通透性,促进 Na^+ 内流,并可能抑制 K^+ 外流,使动作电位 4 相自发除极速率加快,异位自律性增高,从而诱发异位性节律,表现为室性早搏、二联律、室性心动过速、室颤等,故氯化钡可制作心律失常病理模型。

利多卡因能轻度抑制 Na^+ 内流,并促进 K^+ 外流,故对氯化钡所致心律失常模型有治疗作用。

【实验材料】

动物:家兔。

药品:20%氨基甲酸乙酯(乌拉坦),0.4%氯化钡,0.5%利多卡因。

器材和仪器:多媒体生物信号采集与处理系统,心电导联,注射器,头皮针,兔手术台。

【实验步骤与方法】

1. 家兔一只,称重,记录体重。

2. 麻醉:20%氨基甲酸乙酯(4.0 ml/kg 体重),经耳缘静脉注射。

3. 将家兔背位固定于兔手术台上,四肢接心电图肢导联电极,记录Ⅱ导联心电图。打开多媒体生物信号采集与处理系统,选择实验项目"利多卡因对氯化钡诱发心律失常的拮抗作用"。

4. 耳缘静脉注射 0.4%氯化钡(1.0 ml/kg 体重),观察并记录给药后 30 s 和 1、3、5、7、9、10 min 的心电图。如果 10 min 未出现心律失常,再适当加氯化钡剂量直至出现心律失常为止。

5. 出现心律失常后,立即耳缘静脉注射 0.5%(每 100 ml 含药物 0.5 g)利多卡因 5.0 mg/kg 体重(1 ml/kg 体重),再按上述时间记录心电图,观察利多卡因的抗心律失常作用。

【实验结果】

将家兔正常心电图、注射氯化钡和利多卡因后的心电图编辑在同一个 Word 文档中,打印,并对结果进行适当的讨论。

【注意事项】

1. 氯化钡应新鲜配制。

2. 静脉注射氯化钡不能过快或过量,否则易导致家兔死亡。

3. 心电图针形电极应插入皮下,不能插入肌肉。

【思考题】

试述利多卡因治疗心律失常的作用特点及机理。

实验六　乙酰胆碱的量效关系曲线

【实验目的】

掌握激动剂量效曲线的测定方法。

【实验原理】

在一定范围内药物随剂量或浓度的增加,效应也相应增加。以效应为纵坐标,剂量的对数值为横坐标,可绘制出对称的S型曲线。本实验选择对M、N受体有兴奋作用的乙酰胆碱,应用蟾蜍腹直肌为标本(含N_2受体),按累积浓度进行实验,观察随乙酰胆碱剂量的增加,肌肉收缩效应的变化,从而绘制量效关系曲线。

【实验材料】

动物:蟾蜍。

药品:$10^{-4} \sim 10^{-1}$ mol/L 乙酰胆碱,任氏液。

器材和仪器:多媒体生物信号采集与处理系统,氧气瓶,器官浴槽,铁支架,双凹夹,蛙板,肌张力换能器,探针,100 μl 微量注射器,注射器,手术剪,眼科剪,眼科镊,培养皿,烧杯,丝线。

【实验步骤与方法】

1. 实验装置的连接:通过进水口对恒温槽内供水至红线处,接通电源。按下加温开关,使恒温在 37 ℃。排液口用橡皮管连接到水杯,将任氏液装入浴管内,调节气泡至 3~4 个/s。将张力换能器固定,使其对准浴管的上口。

2. 标本制备与固定:取蟾蜍一只,断头处死,用探针破坏脑和脊髓,背位固定于蛙板上。剪开腹部皮肤,暴露腹直肌。在耻骨端及胸骨端各以细线结扎,并自腹白线将两片腹直肌分离。将剪下的腹直肌标本一端固定于标本板固定钩上,迅速移至含有 10 ml 任氏液的器官浴槽中,通入混合气体;另一端与张力传感器相连,调节微调器,平衡期间每间隔 15 min 更换一次营养液。

3. 给药方法及曲线描记:按半对数摩尔浓度累积给药法,依次加入激动剂乙酰胆碱,剂量见下表。当达到最小有效浓度后,每加一次药,将出现一次收缩,待收缩反应达最大时,立即加入下一剂量,直至加药后收缩反应不再增大,即达最大效应,即描记出乙酰胆碱的量效曲线(第一条量效曲线)。连续用 10 ml 营养液冲洗标本两次,再每间隔 15 min 更换一次营养液,直至收缩张力恢复到正常(收缩张力曲线回至基线)。

浓度/(mol/L)	10^{-4}	10^{-4}	10^{-3}	10^{-3}	10^{-2}	10^{-2}	10^{-1}	10^{-1}
加药量/μl	20	70	20	70	20	70	20	70

【注意事项】

1. 标本勿用手拿,应以镊子取,亦不能在空气中暴露久,以免失去敏感性。
2. 标本不要触及浴管壁。
3. 浴管中的任氏液量应始终保持一致,否则将影响药效。
4. 加药时不要滴在管壁上,应直接滴在液面上。
5. 每只注射器只能用来抽取一种浓度的药液。

【思考题】

1. 从量效曲线分析效应强度与药物剂量的关系。
2. 合用具有协同或拮抗作用的药物,对量效曲线有何影响?

实验七　有机磷酸酯类中毒及解救

【实验目的】

观察硫酸有机磷酸酯类农药的毒性作用及其中毒症状。

观察硫酸阿托品和碘解磷定的解毒作用。

【实验原理】

机体在正常情况下,神经末梢释放的乙酰胆碱可迅速被胆碱酯酶水解,从而避免了乙酰胆碱在体内堆积。当有机磷酸酯类进入机体后,可与胆碱酯酶不可逆性地结合,生成难以水解的磷酰化胆碱酯酶,使胆碱酯酶失去水解乙酰胆碱的能力,造成乙酰胆碱在体内大量堆积,从而引起一系列的中毒症状:① M 样中毒症状;② N 样中毒症状;③ CNS 中毒症状。

硫酸阿托品:M 受体阻断剂,通过阻断 M 受体,缓解 M 样中毒症状,对 N 样中毒症状肌肉震颤没有作用。

碘解磷定:胆碱酯酶复活药,主要与磷酰化胆碱酯酶结合生成复合物,后者裂解为磷酰化碘解磷定和胆碱酯酶,恢复胆碱酯酶的活性,水解堆积的乙酰胆碱;另外它还可与游离的有机磷酸酯类结合,生成磷酰化碘解磷定,最终经尿排出体外。因此它可使各项中毒症状得到缓解,特别对于缓解肌肉震颤效果好。

【实验材料】

动物:家兔。

药品:5％敌百虫,0.2％硫酸阿托品,2.5％碘解磷定。

器材和仪器:注射器,头皮针,塑料皮尺,滤纸,培养皿。

【实验步骤与方法】

1. 家兔一只,称重,记录体重。

2. 观察并记录正常活动情况:呼吸(频率、幅度、有无呼吸困难),瞳孔大小,唾液分泌情况,大小便情况,有无肌震颤等。

3. 经兔耳缘静脉注射 5％敌百虫(1.5 ml/kg 体重),按前述指标观察并记录中毒症状。

4. 家兔有机磷中毒症状明显时,立即静脉注射 0.2％硫酸阿托品(1.0 ml/kg 体重),再次观察家兔的各项指标并记录。

5. 注射硫酸阿托品 5 min 后,再经兔耳缘静脉注射 2.5％碘解磷定(2.0 ml/kg 体重),观察家兔的各项指标变化并记录。

【实验结果】

将家兔的各项指标变化记录在下表中:

观察指标	正常状态	给敌百虫后	给硫酸阿托品后	给碘解磷定后
呼吸/(次/min)				
瞳孔直径/mm				
唾液				
大小便				
有无肌肉震颤				

【注意事项】

1. 敌百虫可以从皮肤吸收,手接触后应立即用自来水冲洗,切勿用肥皂,因敌百虫在碱性环境中可转变为毒性更强的敌敌畏。

2. 静脉注射敌百虫时,刺激性比较大,注意固定好家兔。

3. 测量瞳孔时,注意前后光线应一致。

【思考题】

1. 有机磷酸酯类农药中毒的机理是什么? 有哪些中毒症状?

2. 硫酸阿托品和碘解磷定的解毒机理是什么? 二者作用有何区别?

实验八　呼吸兴奋药物对吗啡所致呼吸抑制的解救

【实验目的】

学习常用的呼吸活动记录法。

观察尼可刹米对吗啡中毒时呼吸抑制的对抗作用。

【实验原理】

吗啡是有呼吸抑制作用的强效镇痛剂,它可抑制延脑呼吸中枢神经元的放电活动,降低呼吸中枢对 CO_2 的敏感性,同时对脑桥内呼吸调整中枢也有抑制作用。尼可刹米可兴奋呼吸中枢,故可对抗吗啡中毒时的呼吸抑制作用。

【实验材料】

动物:家兔。

药品:1%盐酸吗啡溶液,5%尼可刹米溶液,液状石蜡。

器材和仪器:多媒体生物信号采集与处理系统,张力换能器,玛利氏气鼓,铁支架,双凹夹,台秤,鼻插管,硬塑料管,滴管,注射器,头皮针,胶布。

【实验步骤与方法】

1. 启动电脑,打开多媒体生物信号采集与处理系统,连接张力换能器。

2. 固定动物:取家兔1只,称记体重,将其固定于兔固定箱。

3. 描记呼吸:将连以橡皮管的鼻插管涂上液状石蜡后插入家兔一侧鼻孔内,用胶布固定。使橡皮管的另一端与玛利氏气鼓相连,玛利氏气鼓再连接张力换能器。描记正常呼吸曲线一段,记录每分钟呼吸次数。

4. 呼吸抑制与对抗:自家兔耳缘静脉缓慢注射盐酸吗啡溶液,剂量 1 ml/kg 体重,描记呼吸曲线,记录呼吸次数。当出现明显的呼吸抑制时,立即缓慢静脉注射尼可刹米溶液,剂量 2 ml/kg 体重,观察并记录呼吸幅度与频率的变化。

【实验结果】

将正常呼吸曲线及给药记录的呼吸曲线结果编辑在同一个 Word 文档中,打印,并对结果进行适当的讨论。

【注意事项】

1. 注射盐酸吗啡溶液须缓慢,以便控制剂量到刚能引起间歇的陈施二氏呼吸。

2. 注射尼可刹米溶液的速度也宜稍慢,否则可致惊厥。

【思考题】

1. 吗啡中毒的主要症状有哪些? 如何诊治?

2. 试述中枢兴奋药的临床应用和用药护理。

实验九 巴比妥类药物的抗惊厥作用

【实验目的】

掌握巴比妥类药物抗惊厥作用。

了解实验性惊厥动物模型的制备方法。

【实验原理】

用化学药物可制备实验性惊厥动物模型,并用此模型来筛选抗惊厥药物。化学法是指使用化学药品引起实验动物惊厥发作,以观察受试药物对其防治的效果。常用的致惊厥化学药品有戊四氮、氨基脲、尼可刹米等。

本实验用大剂量尼可刹米致惊厥发作,观察巴比妥类药物的抗惊厥作用。

【实验材料】

动物:小鼠。

药品:3.75%尼可刹米,0.5%苯巴比妥钠,生理盐水。

器材和仪器:天平,注射器。

【实验步骤与方法】

1. 取体重相近小鼠2只,编号,称其体重,观察正常活动。

2. 分别在实验鼠腹腔注射3.75%尼可刹米(0.08 ml/10 g体重)。待发生惊厥时,甲鼠腹腔注射生理盐水(0.2 ml/10 g体重),乙鼠腹腔注射0.25%苯巴比妥钠(0.2 ml/10 g体重),继续观察两只小鼠的活动情况。

3. 观察并记录各小鼠惊厥发生情况(肌张力升高、抽搐、尾直立、痉挛性蹦跳等)。

【实验结果】

将巴比妥类药物苯巴比妥钠的抗惊厥作用结果记录在下表中。

动物编号	体重/g	致惊厥药物	处理	结果
甲		尼可刹米	苯巴比妥钠 (0.2 ml/10 g体重)	
乙		尼可刹米	生理盐水 (0.2 ml/10 g体重)	

【注意事项】

1. 注射尼可刹米后小鼠出现惊厥时应立即注射药物。

2. 每次腹腔注射药物时均须先回抽,无回血时方可注射。

【思考题】

苯巴比妥钠抗惊厥的原理是什么?

实验十　传出神经系统药物对离体兔肠的作用

【实验目的】

学习离体平滑肌器官的制作方法。

掌握氯化乙酰胆碱、硫酸阿托品、肾上腺素等传出神经系统药物对离体家兔小肠平滑肌的作用。

【实验原理】

家兔小肠平滑肌上存在 M 受体，受体兴奋可使小肠平滑肌兴奋而收缩，抑制受体可使小肠平滑肌抑制而舒张。

【实验材料】

动物：家兔。

药品：5×10^{-4} mol/L 氯化乙酰胆碱，0.5% 硫酸阿托品，0.1% 盐酸肾上腺素，20% 氯化钡。

器材和仪器：多媒体生物信号采集与处理系统，张力传感器，麦氏浴槽，超级恒温水浴，氧气瓶，通气钩，高位吊瓶，量筒，烧杯，滴管，培养皿，注射器，外科剪刀，眼科镊子，外科缝合针，棉线。

【实验步骤与方法】

1. 打开多媒体生物信号采集与处理系统，使其进入肌张力测定状态。

2. 调节仪器将超级恒温水浴温度调节至(38.5 ± 0.5) ℃，向麦氏浴槽中加 30 ml 台式液，通入氧气（1～2 个气泡/s）。

3. 制备肠管标本

取家兔一只，以左手提其髂骨上部，右手执木棒击其后头部至昏迷后，迅速剪开腹腔，剪取整段空、回肠置于冷的台式液中，除去肠系膜，将肠内容物冲洗干净，剪成 2 cm 小段肠管备用。

4. 装入麦氏浴槽及给药

（1）将肠管标本两端用缝针各穿一线。一端打一空结（约 1 cm 小套），另一端穿上长线打结，用眼科镊钳住空结固定于通气钩上，放入麦氏浴槽中，将另一端长线的近端打一空结，挂在张力换能器的小钩上，调节换能器高度，稳定标本 20 min 后，记录一段正常曲线，然后按下列顺序给药。

（2）向麦氏浴槽中加入 5×10^{-4} mol/L 氯化乙酰胆碱 0.2 ml，同时用标记框在屏幕上做给药标记，观察肠段反应，记录曲线。用台氏液冲洗肠管 3 遍，稳定标本 15 min，加入下列药物。

（3）描记一段正常曲线后，向麦氏浴槽中加入 0.5% 硫酸阿托品 0.2 ml 并做标记，观察曲线变化，1 min 后加 5×10^{-4} mol/L 氯化乙酰胆碱 0.2 ml 并做标记，观察肠段反应，记录曲线。用台氏液冲洗肠管 3 遍，至标本稳定。

（4）描记一段正常曲线后，向麦氏浴槽中加入 0.01％肾上腺素 0.1 ml 并做标记，观察肠段反应，记录曲线。用台氏液冲洗肠管 3 遍，至标本稳定。

（5）描记一段正常曲线后，向麦氏浴槽中加入 20％氯化钡 0.2 ml 并做标记，观察肠段反应，记录曲线。结束实验，储存实验结果。

【实验结果】

将正常曲线及给药记录的曲线结果编辑在同一个 Word 文档中，打印。以描图及文字记述分析正常离体肠管的张力和舒缩情况，加入药物后的反应，并对结果进行适当的讨论。

【注意事项】

1. 操作时应避免牵拉肠管，造成肠管活性不好。

2. 穿肠段时，应十字交叉穿线，并用单线。

3. 保护张力换能器，切不可牵拉过度。

4. 给药时将药液直接加入麦氏浴槽内，既不要碰线也不要碰壁。

【思考题】

分析各种药物对肠肌的作用，并讨论这些作用的临床意义。

实验十一　传出神经系统药物对兔动脉血压的影响

【实验目的】

观察传出神经系统药物对麻醉家兔动脉的影响及药物之间的相互作用。

分析药物对受体的作用及药物的作用机制。

掌握动脉插管直接测量动脉血压的实验方法。

【实验原理】

传出神经系统药物通过作用于心脏和血管平滑肌上相应的受体产生心血管效应，导致血压变化。本实验通过观察麻醉家兔动脉血压的变化，分析肾上腺素受体激动剂和拮抗剂之间的相互作用。

【实验材料】

动物：家兔。

药品：25％氨基甲酸乙酯（乌拉坦），0.01％盐酸肾上腺素，0.01％重酒石酸去甲肾上腺素，0.005％硫酸异丙肾上腺素，肝素。

器材和仪器：多媒体生物信号采集与处理系统，血压换能器，兔手术台，手术刀，手术剪，止血钳，动脉插管，动脉夹，头皮静脉注射针，注射器，棉线，纱布等。

【实验步骤与方法】

1. 家兔称重，静脉注射 25％氨基甲酸乙酯（4 ml/kg 体重）麻醉，角膜反射消失后即麻醉成功，麻醉后将家兔仰卧于兔手术台上，固定四肢，固定门齿。

2. 剪去家兔颈部的被毛，正中切开颈部皮肤 5～7 cm，剪开筋膜，钝性分离肌肉层，暴露气管。在气管两侧找到颈总动脉，钝性分离，将血管表面筋膜剥离干净，在动脉下穿两根线，一根结扎动脉远心端，近心端用动脉夹夹闭，以阻止血流。

3. 在动脉夹与结扎线间在靠近远心端位置，朝向近心端用眼科剪剪一"V"形小口，深度不宜超过管径的一半，将预先已充满肝素（1 000 U/ml）的动脉插管插入颈总动脉，然后以另一根线结扎插入的动脉插管并固定。

4. 将动脉夹松开，此时可在电脑屏幕上看到正常的动脉波形，进行记录。

5. 给药：先给 0.01％盐酸肾上腺素 0.1 ml，观察动脉血压波形变化，并进行记录。待血压稳定后再给 0.01％重酒石酸钾去钾肾上腺素 0.1 ml，观察动脉血压波形变化并记录。血压稳定后给 0.01％盐酸异丙肾上腺素 0.1 ml，观察动脉血压变化并记录。比较三种药物对动脉血压的影响。以上给药可重复进行。

【实验结果】

将正常血压曲线及给药记录的血压曲线结果编辑在同一个 Word 文档中，打印。以描图及文字记述分析肾上腺素、去甲肾上腺素、异丙肾上腺素对血压的作用及与 α、β 受体的关系。

【注意事项】

1. 实验中的剂量是按一般情况进行计算的,必要时可根据具体情况适当增减。

2. 给药注意三点：剂量、速度和间隔。

3. 实验结束,结扎颈总动脉,拔除动脉导管。

【思考题】

比较本实验中各种传出神经系统药物对心血管作用的特点。

实验十二　受体拮抗剂 pA2 值的测定

【实验目的】

观察组胺对小肠收缩的影响。

测定苯海拉明的拮抗参数 pA2 值。

【实验原理】

组胺可局部作用于 H_1 受体,引起胃、肠道、气管、支气管平滑肌收缩。H_1 受体阻断药苯海拉明对组胺具有竞争性拮抗作用,其作用强度可用拮抗参数(pA2 值)来反映。当激动药与拮抗药合用时,拮抗药使两倍浓度的激动药仅产生原浓度激动药的反应水平,此时该拮抗药的摩尔浓度的负对数值为 pA2 值。本实验通过测定苯海拉明对组胺的拮抗参数 pA2 值,介绍了如何评价拮抗药的作用强度。

【实验材料】

动物:豚鼠。

药品:磷酸组胺溶液(10^{-7} mol/L、10^{-6} mol/L、10^{-5} mol/L、10^{-4} mol/L、10^{-3} mol/L、10^{-2} mol/L、10^{-1} mol/L),苯海拉明溶液(10^{-5} mol/L、5×10^{-5} mol/L、10^{-4} mol/L),台氏液(Tyrode's solution)。

器材和仪器:多媒体生物信号采集与处理系统,恒温水浴箱,麦氏浴槽,张力换能器,手术器械,铁架台,培养皿,注射器。

【实验步骤与方法】

1. 仪器安装调试

(1)搭建好仪器后,打开水浴锅电源,使浴槽温度保持在 37 ℃,清洗水浴槽后,加入台氏液 20 ml,通气,使气泡呈碎花状释放。

(2)打开多媒体生物信号采集与处理系统,选择实验项目"受体拮抗剂 pA2 值的测定",设置好实验参数。

2. 制备肠段

取豚鼠一只,击头处死,迅速剖腹,取出回肠,放入盛有台式液的培养皿中。用注射器吸取台式液,冲洗肠管至少三遍,将肠内容物清除。剪成约 2 cm 长肠段备用。

3. 组胺的小肠收缩作用

将肠段两端结扎,一端固定在浴槽中,另一端固定于换能器上。浴槽中加入 15 ml 台式液,恒温在(37±0.5) ℃,通入氧气。待肠段稳定 10 min 后,记录一段基线。然后加入不同浓度磷酸组胺溶液。每次加完后,待肠管张力不再增加,方可加入下一次磷酸组胺溶液,并记录收缩曲线。

4. 苯海拉明的拮抗作用

用台式液冲洗浴槽三次,浴槽内台式液仍为 15 ml,加入 10^{-5} mol/L 苯海拉明溶液 0.2 ml,待肠管稳定 5 min 后,依上述方法加入不同浓度磷酸组胺溶液,记录收缩曲线。再次冲洗浴槽,加入 5×10^{-5} mol/L 苯海拉明溶液 0.2 ml,待肠管稳定 5 min,依上述方法加入不同浓度磷酸组胺溶液,记录收缩曲线。与上述类似,冲洗浴槽后,加入 10^{-4} mol/L 苯海拉明溶液 0.2 ml,记录收缩曲线。

5. 计算 pA2 值

可利用多媒体生物信号采集与处理系统计算,亦可使用三点法、Scott 比值法进行计算。

(1) 先测量各组累积浓度的收缩反应强度,然后以效能为百分之百计算;

(2) 求出各浓度的反应百分率,以磷酸组胺终浓度为横坐标,反应百分率为纵坐标绘制出量曲线,从量曲线上分别求出加入拮抗剂前后激动剂引起 50% 反应所需剂量(ED_{50}),代入公式计算 pA2 值。

$$pA2 = \log(E'/E - 1) - \log B$$

E':有拮抗剂时激动剂的 ED_{50};

E:无拮抗时激动剂的 ED_{50};

B:拮抗剂的摩尔浓度。

【注意事项】

1. 制备肠段时,注意操作规范,尽量避免损伤,以免影响后续收缩功能的测定。

2. 加入药量必须准确,药液可以直接加在浴槽内溶液的液面上。

【思考题】

试述竞争性拮抗剂与非竞争性拮抗剂的区别。

实验十三　氢化可的松对急性炎症的影响

【实验目的】

观察氢化可的松对小鼠耳廓毛细血管通透性的影响,说明其抗炎作用。

【实验原理】

氢化可的松属于由肾上腺皮质束状带分泌和合成的糖皮质激素,生理情况下分泌的糖皮质激素主要影响物质代谢过程,超剂量的糖皮质激素还有抗炎、抗免疫等药理作用。

【实验材料】

动物:小鼠。

药品:0.5%氢化可的松,生理盐水,二甲苯。

器材和仪器:精密扭力天平,注射器,剪刀,镊子,打孔器,锤子,木板,棉棒。

【实验步骤与方法】

取健康小鼠4只,称重,编号,随机分为两组。第1组腹腔注射0.5%氢化可的松(0.1 ml/10 g 体重),第二组腹腔注射生理盐水(0.1 ml/10 g 体重),记录给药时间。

给药后 30 min,两组小鼠于左耳廓前后均匀涂二甲苯 0.02 ml,右耳不涂药物作为自身空白对照。给药后 60 min 将小鼠颈椎脱臼致死,沿耳廓基线剪下双耳,用打孔器分别在双耳同一部位打下圆形耳片,分别称重,并按以下公式计算肿胀度和肿胀率。

$$肿胀度＝左耳片重－右耳片重$$

$$肿胀率(\%)＝\frac{(左耳片重－右耳片重)的平均值}{右耳片重的平均值}×100\%$$

【实验结果】

计算肿胀度与肿胀率,将实验结果填入表。可以汇总实验室结果,做 t 检验。

药物	给药剂量/(mg/kg 体重)	平均肿胀度/mg	平均肿胀率/%
氢化可的松			
生理盐水			

【注意事项】

1. 本实验宜在 15~20 ℃室温进行,温度过低会影响实验结果。

2. 涂擦二甲苯应均匀,剂量准确,涂擦的部位应与取下的耳片相吻合。

3. 打孔器应锋利,一次性取下耳片。

4. 圆形耳片取材部位力求一致。

【思考题】

糖皮质激素的抗炎机制是什么? 应用时应注意什么?

实验十四 抗肿瘤药物对体外肿瘤细胞生长的抑制作用

【实验目的】

学习体外细胞培养方法。

用 MTT 法考察顺铂对人宫颈癌 Hela 细胞的细胞毒性作用。

【实验原理】

噻唑兰,简称 MTT,可透过细胞膜进入细胞内,活细胞线粒体中的琥珀酸脱氢酶能使外源性 MTT 还原为难溶于水的蓝紫色的甲䐶(Formazon)结晶并沉积在细胞中,结晶物能被二甲基亚砜(DMSO)溶解,用酶联免疫检测仪在 490 nm 波长处测定其吸光度值,可间接反映活细胞数量,MTT 结晶物形成的量与细胞数成正比。

【实验材料】

细胞:人宫颈癌 Hela 细胞。

药品:顺铂(浓度为 10、30、50、70、100 $\mu mol/L$),MTT 液(5 mg/ml),1%胰酶,培养基 RPMI-1640(加入 10%胎牛血清、1%HEPES、青霉素 100 U/ml 和链霉素 100 $\mu g/ml$),PBS,DMSO。

器材和仪器:96 孔培养板,微量移液器,无菌枪头,酶标仪,倒置显微镜,CO_2 培养箱和细胞计数器等。

【实验步骤与方法】

1. 将装在细胞培养瓶中的 Hela 细胞用 PBS 洗 2 次,加入 1%胰酶,在 37 ℃下静置 4 min,然后取出,将细胞轻轻震动至细胞完全脱壁。

2. 将细胞悬液转移至 50 ml 无菌试管中,加入 30 ml 完全培养基终止消化,1 000 r/min 离心 5 min。

3. 离心完毕,弃去上清,加入 10 ml 完全培养基,用细胞计数板计数细胞,取足量细胞稀释至所需浓度(10^5 个/ml)。

4. 将细胞悬液按 100 μl/孔加到 96 孔培养板中,培养 12 h 后弃去培养液,按 100 μl/孔加入含不同浓度顺铂的培养液。实验设 5 个给药组,另设阴性对照组(加入含 0.1% DMSO 的培养液 100 μl/孔)和空白组(加入不含细胞的培养液 100 μl/孔),每组设 6 孔。

5. 将细胞在 37 ℃,5%CO_2 培养箱中培养,分别于给药后 24 h、48 h 进行观察。

6. 在给药后 48 h 每孔加入 MTT 液(5 mg/ml)10 μl。完毕,37 ℃,5%CO_2 培养箱中继续培养 4 h。完毕,将上清液吸出,每孔加入 150 μl DMSO 溶解结晶,振

荡 10 min 后,490 nm 波长处用酶标仪测定吸光度值(A)。按以下公式计算细胞死亡率:

$$死亡率(\%)=\frac{A_{490}(阴性对照)-A_{490}(给药组)}{A_{490}(阴性对照)-A_{490}(空白组)}\times100\%$$

【实验结果】

计算死亡率,将实验结果填入表,并根据实验结果作量效曲线。

浓度	10 μmol/L	30 μmol/L	50 μmol/L	70 μmol/L	100 μmol/L
死亡率					

【注意事项】

1. 本实验为无菌操作,需注意严格防止染菌。

2. 认真使用微量移液器,加入药量要准确。

【思考题】

顺铂的抗肿瘤机制是什么?

第三节　病理生理学实验

实验一　实验性酸中毒和高钾血症

【目的和原理】

观察高钾血症对心脏的毒性作用,掌握高钾血症时心电图改变的特征和机制。高钾血症指血清钾浓度超过 5.5 mmol/L,补钾过多过快会造成高钾血症。

【实验材料】

豚鼠;20%氨基甲酸乙酯(乌拉坦)、5%和10%氯化钾溶液;生物信号数据采集系统、兔手术器械、兔手术台、5 ml 和 10 ml 注射器、剪刀、镊子、心电导联线、分规。

【实验步骤】

1. 豚鼠称重后,用20%氨基甲酸乙酯腹腔注射进行麻醉,剂量为 0.5 ml/100 g 体重,之后仰卧位固定于兔手术台上。

2. 取注射器针头 4 枚分别平行插入动物四肢踝部皮下,将心电图导联线按右前肢(红)、左前肢(黄)、右后肢(黑)、左后肢(绿)的顺序连接于针头上,并将导联线与多媒体微机相连通。

3. 打开微机开关,连入生物信号数据采集系统,观察并描记一段正常心电图。

4. 腹腔注射氯化钾溶液,首次用10%氯化钾 3 ml,以后每隔 5 min 注射 5%氯化钾溶液 2 ml,密切观察屏幕上的心电波型变化。

【注意事项】

1. 注入乳酸或氯化钾时,开始速度一定要缓慢,然后根据指标变化,缓慢调节速度,以避免动物快速死亡。

2. 描记心电图时,注意避免周围电磁干扰。

【思考题】

1. 引起高钾血症的原因有哪些?

2. 高钾血症发生后典型的心电图变化是什么? 为什么出现这样的改变?

3. 高钾血症对心肌的兴奋性、自律性、传导性及收缩性有什么影响?

实验二　实验性缺氧与缺氧耐受实验

【目的和原理】

在动物身上复制低张性、血液性缺氧，并了解缺氧的分类。观察缺氧对呼吸的影响和血液颜色的变化。氧是生命活动所必需的。当组织得不到充足的氧，或不能充分利用氧时，组织的代谢、功能，甚至形态结构都可能发生异常变化，这一病理过程称为缺氧。本实验将小鼠放入密闭的缺氧瓶内，小鼠不断消耗氧气，瓶内氧分压不断下降，复制低张性缺氧。CO 与 Hb 结合形成 HbCO，使血红蛋白失去携带氧的能力，本实验将 CO 通入缺氧瓶内，复制 CO 中毒性缺氧。亚硝酸钠可使亚铁血红蛋白氧化成高铁血红蛋白，高铁血红蛋白与羟基牢固结合而失去携带氧的能力，本实验将亚硝酸钠注射入小鼠腹腔，复制亚硝酸钠中毒性缺氧。

【实验材料】

昆明小鼠；耗氧量测定装置一套（图 5-3-1）、一氧化碳（CO）发生装置一套、125 ml 带密封胶塞的广口瓶、秒表、铁架台、双凹夹、天平、1 ml 注射器、吸管、小烧杯、酒精灯、剪刀、镊子；生理盐水、钠石灰、甲酸、浓硫酸、5%亚硝酸钠、0.1%氰化钾、1%咖啡因、0.25%氯丙嗪、1%美兰。

【实验步骤】

（一）低张性缺氧

1. 取体重相近小鼠 3 只，随机区分为 A、B、C，分别做如下处理：

A 鼠，腹腔注射 1%咖啡因（0.1 ml/10g 体重）；

B 鼠，腹腔注射 0.25%氯丙嗪（0.1 ml/10 g 体重）；

C 鼠，腹腔注射生理盐水（0.1 ml/10 g 体重）。

2. 上述处理 10 min 后，将小鼠分别放入盛有钠石灰的广口瓶内（瓶内钠石灰约 5 g），然后塞紧瓶塞，连通测氧耗装置。开始计时，观察并记录上述指标，以后每 3 min 重复观察上述指标一次，直至动物死亡，准确计算存活时间。

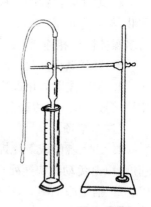

图 5-3-1　测耗氧量装置

3. 用测耗氧量装置测量小鼠的耗氧量。按下式计算小鼠的耗氧率（R）：

$$耗氧率[ml/(g \cdot min)] = \frac{耗氧量(ml)}{体重(g) \times 存活时间(min)}$$

4. 动物尸体留待 2、3、4 实验做完后，再依次打开腹腔，比较血液或肝脏颜色。

（二）CO 中毒性缺氧

1. 将装有小鼠的广口瓶与 CO 发生装置（图 5-3-2)连接。

2. 用吸管吸取甲酸 3 ml 放入试管后,再沿试管壁缓慢加入浓硫酸 2 ml,立即用木塞塞紧试管,仔细观察和记录小鼠上述指标变化。

反应式：$HCOOH \longrightarrow H_2O + CO\uparrow$

（注：酒精灯加热要适度。若过热,则 CO 产生过多过快）

3. 动物尸体留待 3、4 项实验完成后,进行解剖观察。

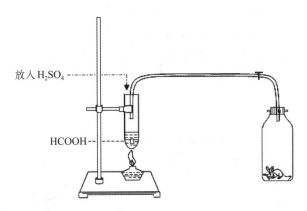

放入 H_2SO_4

HCOOH

图 5-3-2　CO 发生装置示意图

（三）亚硝酸钠中毒性缺氧

1. 取体重相近的两只小鼠,观察正常表现后,分别向腹腔注入 5%亚硝酸钠 0.3 ml,注入亚硝酸钠后,其中一只立即再向腹腔内注入 1%美兰 0.3 ml,另一只再注入生理盐水 0.3 ml。

2. 观察指标与方法同（一）。

（四）氰化钾中毒性缺氧

1. 取体重相近小鼠 2 只,观察正常表现后,分别向腹腔注入 0.1%氰化钾 0.6 ml,观察指标变化。以后每 3 min 重复观察一次。

2. 待动物出现四肢软瘫时立即取出一只,向腹腔内注入 10%硫代硫酸钠 0.4 ml;另一只注射等量生理盐水做对照。观察两只小鼠症状变化及死亡时间。

3. 解剖所有小鼠尸体,观察肝脏和血液颜色有何不同。

【注意事项】

1. 必须保证缺氧装置完全密闭,可用凡士林涂在瓶塞外以加强密封效果。

2. 小鼠腹腔注射应在左下腹进行,勿损伤肝脏。

3. 除低张性缺氧实验中需测耗氧量外,其余各组均不需测耗氧量。

4. 咖啡因、氯丙嗪注射后,一定待药物发挥作用后进行实验。

5. 进行一氧化碳中毒性缺氧实验时,不要塞紧广口瓶,以免造成混合性缺氧。

6. 氰化钾有剧毒,如不慎沾染皮肤、黏膜,请立即用自来水清洗!

【思考题】

1. 为什么 CO 中毒小鼠死亡时间最快,而低张性缺氧小鼠存活时间最久?

2. 为什么 CO 中毒小鼠皮肤黏膜呈樱桃红色,低张性缺氧小鼠皮肤黏膜呈紫褐色?

3. 试述这几种缺氧模型缺氧的发生机制。

【附录】

用测耗氧量装置测定小鼠的总耗氧量的原理:

小鼠在密闭的低氧瓶内不断消耗氧气,而产生的 CO_2 又被钠石灰吸收,瓶内氧分压逐渐降低而产生负压,当低氧瓶与测耗氧量的量筒相连时,移液管内液面因瓶内负压而上升,量筒内液面从“0 参考点”下降的毫升数即为耗氧量,见图 5-3-3。

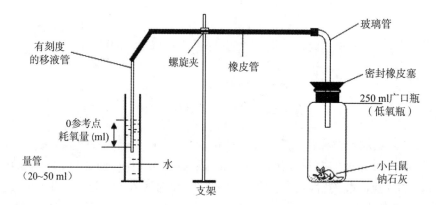

图 5-3-3　小鼠耗氧量测定

实验三　实验性失血性休克

【目的和原理】

复制家兔失血性休克动物模型。观察失血性休克时的主要体征及血流动力学变化特点。探讨失血性休克的发病机理及救治措施。

休克是多病因、多发病环节、有多种体液因素参与，以机体循环系统功能紊乱，尤其是微循环功能障碍为主要特征，并可能导致器官功能衰竭等严重后果的复杂的全身调节紊乱性病理过程。休克的微循环学说认为，各种原因引起的休克都可导致微循环障碍，休克发病的关键不在于血压，而在于血流，因而提出在改善微循环、保证组织有效灌流的基础上采用血管活性药物治疗休克。本实验通过动脉放血复制失血性休克，观察休克过程中机体的变化，通过实验了解抢救休克的治疗原则。

【实验材料】

家兔；手术器械，输液输血装置，动脉和静脉导管，输尿管插管，1 ml、20 ml 和50 ml 注射器，生物信号数据采集系统；20％氨基甲酸乙酯(乌拉坦)、1％肝素生理盐水、去甲肾上腺素注射液、生理盐水。

【实验步骤】

(一)手术操作

1. 麻醉、固定、备皮：家兔称重后，腹腔注射 25％氨基甲酸乙酯(4 ml/kg 体重)进行麻醉，将动物仰卧固定在实验台上，颈部和下腹部剪毛备皮。

2. 颈部动、静脉分离

(1)从甲状软骨至胸骨切迹之间切开颈部正中皮肤，切口长度约 5 cm，若有出血点，可用血管钳止血，结扎。

(2)钝性分离皮下筋膜。可见颈部正中的胸骨舌骨肌和侧面斜行的胸锁乳突肌。

(3)分离静脉：颈外静脉位于胸锁乳突肌外侧，翻开右外侧皮肤，即可见颜色暗红且较粗大的颈外静脉。由于静脉血管壁很薄且不易与筋膜区分，因此应使用血管钳沿血管走行方向小心钝性分离，尽可能将血管外层筋膜分离干净。分离出约 3～4 cm 左右的右侧颈外静脉后，穿双线备用。

(4)分离动脉：在气管左侧胸骨舌骨肌和胸锁乳突肌之间钝性分离，其深层即可见颈动脉鞘，触之有明显搏动感，仔细分离鞘膜，并避开神经，游离出 3～4 cm 左颈总动脉，穿双线备用(图 5 - 3 - 4)。

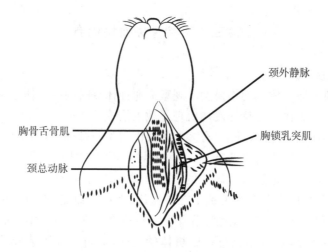

图 5 - 3 - 4　家兔颈外静脉和颈总动脉示意图

3. 膀胱插管：于下腹部耻骨联合上做下腹正中切口，长 3～5 cm，找出膀胱后，用小圆针细线在少血管区域进行断续荷包缝合（图 5 - 3 - 5）。

4. 肝素化：1‰肝素（1 ml/kg 体重）自耳缘静脉注入，尽量在远心端进针，回抽有血，可缓慢注入药物。

5. 插管

（1）静脉：先用血管夹夹闭右侧颈外静脉的近心端，待此段血管充盈后，再用缝线结扎远心端。用眼科剪在靠近结扎处（尽量剪在远心端）管壁上 45°斜向剪一小口，约为血管直径的 1/4～1/3。仔细插入事先已注满肝素生理盐水并排除气泡的静脉插管。待测的中心静脉压是指上腔静脉及右心房的压力，所以插入长度要深一些，静脉导管的插入深度为 5～7 cm，在插管过程中如遇阻力，可将导管稍微退出。小心调整角度，轻轻旋转将其插入静脉，先打单结，放开静脉夹，双向固定。插好后，通过三通开关连接压力换能器和静脉输液装置，以测定中心静脉压（以 cmH$_2$O 表示）。

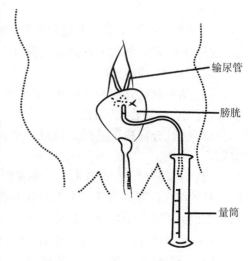

图 5 - 3 - 5　家兔膀胱插管示意图

（2）动脉：先用缝线结扎已分离出的左颈总动脉的远心端，待此段血管充盈后，再用动脉夹夹闭其近心端。用眼科剪在靠近结扎处（尽量靠近远心端）管壁上斜向 45°剪一小口,约为血管直径的 1/3~1/2。仔细插入事先已注满肝素生理盐水并排除气泡的动脉插管。插时可先用镊子轻轻将血管挑起,先打单结,将动脉夹放开,双向固定。插好后,通过三通开关连接压力传感器,以测定动脉压(以 mmHg 表示)。

6. 呼吸测定:在动物胸腹部(膈肌)呼吸最明显处,以弯针穿线固定张力传感器,线尽量垂直,尽量单线测量,调整传感器的方向及缝线的松紧程度,以描记呼吸曲线。

(二)实验方法

1. 动物稳定 10 min 后,记录正常状态下的血压、中心静脉压、呼吸曲线及尿量。

2. 由颈动脉插管的三通开关处放血,盛于 80 ml 的小烧杯中。开始时每放血 10 ml 即关闭开关,监测动脉血压变化,随着血压的下降,逐渐缩短放血时间和放血量,待血压降到 40 mmHg(5.3 kPa)左右停止放血。此时若血压回升,可继续少量放血,使血压维持于 40 mmHg 左右 20~30 min 后,即可造成失血性休克模型。记录失血量并连续观察失血过程中上述指标变化。

3. 随后由耳缘静脉缓注 1‰去甲肾上腺素(1 ml/kg 体重),观察和记录上述指标变化(重点记录血压上升的最高值和变化时间)。

4. 以 50~60 滴/min 的速度由静脉输入生理盐水,输液总量约为失血量的 2~3 倍。每输液 50 ml 即观察并记录各项指标的变化。

【注意事项】

1. 分离颈外静脉时,切勿使用刀、剪等锐利器械,以免刺破静脉血管。同时注意勿损伤颈外静脉的细小回流支。

2. 静脉壁薄,勿过度牵拉,以免引起血管收缩,不易插管,必要时用眼科镊顺血管方向深入,协助插管,水柱搏动,说明插管成功。

3. 颈总动脉放血时,由于压力传感器一侧开关被关闭,因此,此时系统显示的血压并不能代表体内的真实血压。必须停止放血后才能正确测得动脉血压的变化,故切不可一次放血过多而造成动物死亡。

4. 注射去甲肾上腺素和肝素务必在不同耳朵。

【思考题】

1. 失血性休克时,血流动力学有何改变?

2. 对失血性休克应如何进行抢救?请设计出一套抢救方案。

实验四　实验性 DIC

【目的和原理】

学习弥散性血管内凝血（DIC）动物模型复制方法。学习血液指标（PT、KPTT）的测定。讨论 DIC 的发病机制，锻炼动手操作能力。

DIC 是指在某些致病因子作用下，凝血因子和血小板被激活，引起血管内微血栓形成，同时或继发纤溶亢进，从而出现器官功能障碍的病理过程。在 DIC 发生发展过程中，各种凝血因子和血小板因大量消耗而明显减少，纤维蛋白降解产物（FDP）增多，引起出血和器官功能障碍。

【实验材料】

家兔［雌（未孕）、雄不拘，重 2～2.5 kg］；电热恒温水箱、分光光度计、离心机、显微镜、血细胞计数板、兔解剖台、哺乳类动物手术器械、秒表、小试管架、12 mm×75 mm 和 12 mm×100 mm 试管、刻度离心管、0.5 ml 吸管、血红蛋白吸管、药物天平、1.5 mm 外径硅胶管；4％兔脑粉生理盐水浸液、K 试液、P 试液、1％硫酸鱼精蛋白液、0.025 mol/L 氯化钙溶液、血小板稀释液、3％戊巴比妥钠溶液、3.8％枸橼酸钠溶液、生理盐水、饱和氯化钠溶液、5％葡萄糖（GS）溶液。

【实验步骤】

1. 实验兔一只，称重。用 3％戊巴比妥钠（1.0 ml/kg 体重）由耳缘静脉缓慢注入麻醉（每分钟不超过 1 ml）。麻醉后将动物仰卧固定于兔解剖台上，必要时将实验台底面灯开亮作保温用，剪去颈部手术野的被毛，常规暴露一侧颈总动脉，插入硅胶管，作取血样本用。

2. 静脉滴注 5％葡萄糖溶液（5 ml/kg 体重），在 8～10 min 内滴完后，取 4％兔脑粉生理盐水浸液，按 2.0 ml/kg 体重计算，将总量用生理盐水稀释至 30 ml，由耳缘静脉注射（可用头皮静脉针），在 15 min 内注完。其注入速度为：第一个 5 min 以 1.0 ml/min 注入；第二个 5 min 以 2.0 ml/min 注入，最后 5 min 以 3.0 ml/min 注入。

3. 在注入兔脑粉生理盐水浸液前 5 min、注入后 15 min 及 45 min，分别由颈总动脉取血样本一次（每次取血样本前先废弃血液数滴），抗凝剂（3.8％枸橼酸钠溶液）与血液体积之比为 1：9，3 000 r/min 离心 15 min，获得含微量血小板血浆供大部分实验测定用。每次取血样本时，采血 1～2 滴供血小板计数用。

4. 对照兔一只，不注射兔脑粉生理盐水浸液而改为注射生理盐水，注入途径、总量、速率和取血样本时间等均与实验兔相同。

5. 几项血液学检查

（1）白陶土部分凝血活酶时间（KPTT）测定

① 取被检血浆 0.2 ml，加入小试管内，置 37 ℃水浴中，然后加入 K 试液 0.2 ml，混匀，孵育 3 min；

② 加入 0.025 mol/L 氯化钙溶液 0.2 ml,同时开动秒表,10 s 后将试管从水浴中取出,轻轻地侧动试管,液体停止流动(呈胶冻状)或出现白色粗颗粒时即为凝固终点;

③ 重复操作 2~3 次,取平均值。

(2) 凝血酶原时间(PT)测定

① 取被检血浆 0.1 ml,置于小试管中,放入 37 ℃水浴中;

② 加入 P 试液 0.2 ml,开动秒表,观察方法同前,测定凝固时间;

③ 重复操作 2~3 次,取平均值。

(3) 凝血酶时间(TT)测定

① 取被检血浆 0.2 ml,置于小试管中,放入 37 ℃水浴中;

② 加入适宜浓度的凝血酶悬液 0.2 ml,开动秒表,观察方法同前,测定凝固时间;

③ 重复操作 2~3 次,取平均值。

(4) 血浆鱼精蛋白副凝实验(3P 实验)

① 取被检血浆 0.45 ml,置于小试管中;

② 加入 1%硫酸鱼精蛋白液 0.5 ml,混匀,在室温下放置 30 min,于观察前轻轻摇动试管,有白色纤维或凝块为阳性,均匀浑浊、无白色纤维为阴性。

(5) 纤维蛋白原定量(饱和盐水法)

① 取被检血浆 0.5 ml,置于 12 mm×100 mm 的试管中,加入饱和氯化钠溶液 4.5 ml,充分混匀,置 37 ℃水浴中孵育 3 min,取出后再次混匀,用分光光度计比色,测定光密度;

② 以生理盐水代替饱和氯化钠溶液,进行同样操作,作为对照;

③ 用对照管调零点,测出光密度(波长 520 nm)后,按下式计算纤维蛋白原含量:

$$(测定管光密度/0.5)\times 10=g/L$$

(6) 血小板计数(BPC):吸取血小板稀释液 0.38 ml 于一试管内,用血红蛋白吸管吸血 20 μl 立即加入血小板稀释液内,充分摇匀后,用滴管将上述混悬液一小滴滴入计数室内,静置 15 min 后,用高倍镜计数,数 5 个中方格内之血小板数×10^9/L 即可。

【注意事项】

1. 严重贫血或枸橼酸钠量相对少时,可出现假阳性。

2. 要在 37 ℃水浴箱中进行实验。如温度太低,再重新加温至 37 ℃时,纤维蛋白丝可不出现。

3. 若纤维蛋白原含量太低,此实验可呈阴性。

4. 试验应在采血后立即进行,否则影响实验结果。

【思考题】

1. DIC 发生的常见的诱因有哪些?

2. 试述 DIC 发生的基本机制。

3. DIC 如何预防和治疗?

【附录】

1. 适宜浓度的牛凝血酶悬液:将牛凝血酶悬液以正常人血浆作基质,将凝固时间调至 15~18 s。

2. K 试液:实验前将 2% 白陶土生理盐水悬液 1 份与兔脑磷脂悬液等量混合,作 KPTT 测定用。

3. P 试液:实验前称取 200 mg 兔脑粉,加入 5 ml 生理盐水,重复混匀后放入 37 ℃ 水浴中孵育 1 h,在此过程中,间歇用玻棒搅拌 3~4 次,并颠倒混匀,然后离心(1 000 r/min)5 min,吸取上清液,再加入等量的 0.025 mol/L 氯化钙溶液,用前摇匀,做 PT 测定试验用。

4. 1% 硫酸鱼精蛋白液:取硫酸鱼精蛋白 1 g,用生理盐水配制成 100 ml,再以 2% 碳酸钠溶液调 pH 至 6.5,用滤纸过滤后,置普通冰箱保存备用(或用市售 1% 鱼精蛋白注射液)。

实验五　实验性急性右心衰

【目的和原理】

学习复制家兔急性右心衰竭模型。观察右心衰竭时血流动力学的主要变化。通过对实验进行观察和分析,加深对心力衰竭发生机制及病理变化的理解。

静脉注射油酸致急性肺小血管栓塞,引起右心后负荷增加;大量静脉输液引起右心前负荷增加。右心前、后负荷的过度增加造成右心室收缩和舒张功能降低,而导致急性右心衰竭。

【实验材料】

家兔;哺乳动物手术器械一套,兔手术台,1 ml、10 ml、50 ml 注射器,压力换能器,生物信号数据采集系统,输液装置;20%氨基甲酸乙酯(乌拉坦),1%肝素溶液,油酸。

【实验步骤】

(一)手术操作

1. 麻醉与固定:家兔称重后,耳缘静脉注射 20%氨基甲酸乙酯(4 ml/kg 体重)进行麻醉,将动物仰卧固定在实验台上,颈部和腹部剪毛备皮。

2. 从甲状软骨至胸骨切迹之间切开颈部正中皮肤,切口长度约 5 cm。

3. 翻开右侧皮肤,即可见颜色暗红且较粗大的颈外静脉。由于静脉血管壁很薄且不易与筋膜区分,因此应使用血管钳沿血管走行方向小心钝性分离,尽可能将血管外层筋膜分离干净。分离约 2~3 cm 左右的右侧颈外静脉后,穿双线备用。

4. 在气管左侧胸骨舌骨肌和胸锁乳突肌之间钝性分离,其深层即可见颈动脉鞘,触之有明显搏动感。以血管钳仔细分离出左侧颈总动脉(注意:勿损伤迷走神经),穿双线备用。

5. 由耳缘静脉注入 1%肝素溶液抗凝。

6. 先用血管夹夹闭右侧颈外静脉的近心端,再用缝线结扎远心端,用眼科剪在靠近结扎处管壁上剪一小口(约为血管直径的 1/4~1/3),仔细插入事先已注满生理盐水并排除气泡的静脉插管,小心调整角度,轻轻将插管插入静脉约 5 cm,结扎固定。通过三通开关连接压力换能器和静脉输液装置,以测定中心静脉压。

7. 结扎左侧颈总动脉的远心端,再用血管夹夹闭其近心端,按前述方法插入颈总动脉插管,结扎固定,通过三通开关连接压力传感器,以测定动脉血压。

8. 在动物胸腹部呼吸最明显处,以弯针穿线固定张力传感器,调整传感器的方向及缝线的松紧程度,以描记呼吸曲线。

(二)实验步骤

1. 完成手术操作后,调好记录装置,待动物安静稳定 5 min,测量各项正常指标。

2. 用 1 ml 注射器抽取油酸(0.8 ml/kg 体重),以 0.2 ml/min 的速度缓慢注入耳缘静脉,同时密切观察血压、中心静脉压(或心房压、右心室压)、呼吸等变化。如中心静脉压明显上升或血压明显下降,即停止注射。待中心静脉压和血压又恢复到原对照水平时,再缓慢注入油酸,直至中心静脉压明显升高及血压轻度下降[降低 10~20 mmHg(1.3~2.7 kPa)]为止。

3. 待动物呼吸、血压稳定后,以约 60~80 滴/min 的速度快速由静脉导管输入生理盐水,输液过程中密切观察各项指标的变化,直至动物死亡。

4. 动物死亡后,挤压胸壁,观察气管内有无分泌物溢出。剖开胸、腹腔,观察有无胸水和腹水;肝脏有无淤血、肿大;肠系膜血管有无淤血,肠壁有无水肿;心脏各腔室体积有何变化;肺脏有无水肿;最后切开腔静脉,让血液流出,观察肝脏和心腔体积的变化。

【注意事项】

1. 耳缘静脉注入油酸时,注入速度不宜过快,也不宜过慢,要随时观察各项指标的变化,当其中一项指标发生剧烈变化时,应减慢注射速度。

2. 若输液量达到 500 ml,而动物各项指标变化仍不显著,可再补充注入油酸直至动物死亡。

3. 手术中应尽量避免出血。

【思考题】

1. 课前复习右心衰对心功能影响的理论。

2. 掌握心功能衰竭的主要临床表现及对机体的影响。

实验六　急性中毒性肾功能衰竭

【目的和原理】

了解实验性肾功能不全动物模型的复制方法。观察升汞中毒家兔的一般状态、尿的变化、血浆尿素氮水平以及肾脏大体形态改变。根据实验指标,分析讨论急性肾功能不全的病理生理变化。

肾脏的主要功能是泌尿。肾脏通过调节肾血流、肾小球滤过率、肾小管排泄与重吸收,排泄体内代谢物质以维持机体内环境的稳定。当肾血流量减少、肾小球滤过率下降或肾小管排泄重吸收功能障碍时,肾的泌尿功能受到影响,从而导致肾功能不全。通过对此三方面的检测以及尿常规和肾形态的观察可以判断肾功能状态。$HgCl_2$ 中毒可导致肾实质破坏,肾小管上皮细胞发生变性坏死,造成泌尿功能急剧下降。

【实验材料】

家兔(2～3 kg),2 只/组;1％$HgCl_2$、20％氨基甲酸乙酯(乌拉坦)、20％葡萄糖、4％磺柳酸;家兔急性实验手术器械一套、注射器、试管、加样器、721 分光光度计、离心机等;肌酐测定试剂盒。

【实验步骤】

1. 复制模型:于实验前一天,取 2 只家兔,称重,一只皮下或肌肉注射 1％$HgCl_2$(1.5～1.7 ml/kg 体重)造成急性肾功能衰竭,作为实验组兔(黄色苦味酸标记);另一只皮下或肌肉注射等量的生理盐水(1.0 ml/kg 体重)作为对照组兔。24 h 后,比较汞中毒家兔及正常家兔的一般状态、活动情况。

2. 实验分组:取实验和对照组家兔各 1 只,称重,注射 20％氨基甲酸乙酯(4 ml/kg 体重)麻醉,耳缘静脉按照先快后慢的原则注射,待家兔出现四肢无力、角膜反射减弱或消失、疼痛反射消失等麻醉体征,将其以仰卧位方式固定于手术台上。在耻骨联合上 1.5 cm 处正中做长约 4 cm 切口,分离皮下组织,沿腹白线切开腹膜,暴露膀胱,并将膀胱翻向体外,在膀胱底部找到并分离出两侧输尿管,在输尿管近膀胱处用线结扎,略等片刻,待输尿管略充盈后,用眼科剪剪一小口,向肾脏方向插入一根尿管,结扎以收集尿液。

3. 输尿管插管完成后从耳缘静脉注入 20％葡萄糖(3.0 ml/kg 体重)。

4. 尿蛋白定性检查,取正常及急性肾衰竭家兔尿液各约 3 ml 分别放入试管中,以试管夹夹住试管,在酒精灯上加热至沸腾(试管口不要对着人,小心加热,切勿让试管内尿液溢出)。若有浑浊,加入 5％醋酸 3～5 滴,再煮沸,若尿变清,是尿内尿酸盐所致;若浑浊加重,则表示尿中含有蛋白。根据浑浊程度可按下面标准判定结果:

"—"表示尿液清晰不浑浊;

"＋"表示尿液出现轻度白色浑浊(含蛋白质 0.01～0.05 g/100ml)；

"＋＋"表示尿液出现乳样浑浊(含蛋白质 0.05～0.2 g/100ml)；

"＋＋＋"表示尿液浑浊或有少量絮片存在(含蛋白质 0.2～0.5 g/100ml)；

"＋＋＋＋"表示尿液出现絮状浑浊(含蛋白质＞0.5 g/100ml)。

5. 血液收集 5 ml，1 000 r/min 离心 10 min，取血清；血液、尿液收集后按照肌酐试剂盒说明书测定。

【注意事项】

1. 血清、标准液等剂量应标准。

2. 加入试剂后 1～2 min 内即应放入沸水浴锅中。

3. 煮沸及冷却时间应准确，否则颜色反应消退。

4. 正常家兔血清尿素氮 14～20 mg/100ml，急性汞中毒家兔血清尿素氮约为正常值 1～2 倍。

【思考题】

1. 试述急性肾功能不全的发病机制。

2. 试述急性肾功能不全的临床表现。

3. 试述急性肾功能不全的治疗原则。

实验七　实验性肾性高血压

【目的和原理】

复制家兔急性肾性高血压的模型。观察临床表现并探讨其机制。

肾性高血压,主要是由肾脏实质性病变和肾动脉病变引起的血压升高,包括肾实质性高血压病和肾性高血压。各种病因引起一侧或双侧肾动脉狭窄到一定程度,即可引起肾性高血压。缩窄一侧或两侧肾动脉 3～4 h 后,肾脏缺血,肾动脉压力不足,致密斑的 NaCl 负荷减少,促使球旁细胞分泌肾素增多,激活肾素-血管紧张素-醛固酮系统(RAAS),血管紧张素 Ⅱ 和 Ⅲ 能直接使血管收缩,也能通过交感神经系统间接收缩血管,同时醛固酮分泌增加,直接保钠间接保水。血管紧张素的缩血管作用和醛固酮减少尿生成的作用使得血压急性升高,造成急性肾性高血压。

【实验材料】

家兔;U 型银夹,手术器械,输液输血装置,动脉和静脉导管,1 ml、20 ml 和 50 ml 注射器,生物信号数据采集系统;20%氨基甲酸乙酯(乌拉坦)、1%肝素生理盐水、生理盐水。

【实验步骤】

1. 选取家兔,称重,注射 20%氨基甲酸乙酯(4 ml/kg 体重)麻醉,固定。

2. 颈部剪毛,正中纵行切开,分离一侧颈总动脉,动脉插管,动脉导管连接血压换能器(事先肝素化),将血压换能器的信号传入信号采集分析系统,记录正常血压曲线。

3. 分离另一侧的颈总静脉,静脉插管,以备给药。

4. 腹部剪毛,正中纵行切开,寻找两侧肾动脉,并用 U 型银夹缩窄两侧肾动脉,同时观察肾的颜色变化,以肾颜色变浅为土黄色为宜。

5. 狭窄肾动脉 3～4 h 后,拿下 U 型银夹,观察血压的变化。待血压稳定在比正常血压值高 20～30 mmHg 后判断模型复制成功。

【注意事项】

1. 动脉插管前,一定得事先肝素化。

2. 寻找肾动脉切勿损伤神经。

【思考题】

1. 试述肾性高血压的发病机制及其与原发性高血压的区别。

2. 肾性高血压如何防治?

第六章　机能学综合实验

实验一　蟾蜍神经干动作电位、肌细胞动作电位、
肌张力的同步记录及其影响因素

【目的和原理】

利用蟾蜍的坐骨神经干-腓肠肌标本,采用生物信号数据采集系统多通道同时记录的优点,通过神经标本盒内的电极引导并记录神经干复合动作电位;使用张力换能器来获得骨骼肌的收缩曲线,两者对照,分析其产生的机制和特点。

骨骼肌纤维受运动神经纤维的控制,神经纤维受到刺激后,其兴奋沿神经纤维以动作电位的形式传导到相应的肌纤维,通过兴奋-收缩耦联,引起肌纤维收缩或舒张。神经纤维的兴奋表现为细胞膜上的生物电——动作电位的产生和传导,随后肌细胞发生收缩,反映在张力和长度的变化上,两者产生的机制和表现形式均不相同。肌肉组织具有兴奋性,受到刺激后会发生反应,表现为肌肉收缩。当刺激坐骨神经-腓肠肌标本时,在一定范围内,随着刺激强度的增大,参与兴奋的神经纤维和骨骼肌纤维的数目增多,骨骼肌的收缩力量也随之增强。改变刺激频率,肌肉可出现不同形式的收缩反应。肌肉受到一次刺激,爆发一次动作电位,引起一次收缩,称为单收缩。其全过程可分为潜伏期、缩短期和舒张期三个时期。单收缩是骨骼肌其他收缩形式的基础。当给予骨骼肌两个以上相继有效的刺激时,肌肉将出现连续的收缩。改变刺激频率,即可使肌肉出现不同形式的收缩反应。如果刺激频率较低,刺激间隔时间大于肌肉单收缩的持续时间,肌肉的反应表现为一连串的单收缩;若逐渐增加刺激频率,使刺激间隔时间逐步缩短,使后一次的收缩反应落在前一收缩的舒张期内,则引起锯齿状的不完全强直收缩;若继续增加刺激频率,使后一次收缩反应落在前一收缩的缩短期内,则出现收缩曲线平滑的完全强直收缩。这种肌肉收缩波形的部分或全部重合,又称为复合收缩。所以,有效刺激的频率决定了肌肉收缩的形式。在正常机体内,骨骼肌的收缩几乎全是强直收缩。

【实验材料】

蟾蜍;蛙类手术器械一套、生物信号数据采集系统、张力换能器、神经标本盒、铁架台、肌槽、任氏液。

【实验步骤】

1. 标本制备：见第五章生理学实验一。

2. 连接实验装置：按照第三章相关内容打开和连接仪器设备。将生物信号数据采集系统和神经标本屏蔽盒连接好。将标本置于神经标本屏蔽盒内的电极上,盖好盒盖。将标本的股骨固定在肌动器上,腓肠肌跟腱用线扎紧并与换能器相连,须注意让肌肉处于自然长度;将坐骨神经轻放在张力换能器的电极上,并注意保持局部湿润。进入生物信号数据采集系统操作界面,点击实验项目→神经肌肉实验→刺激频率与反应的关系→设置各项参数→经典实验。

【结果整理及分析】

1. 在显示屏上得到一稳定的双相动作电位,观察其波形。若用同样粗细、长短的湿棉线代替神经干,动作电位是否出现?

2. 将刺激强度调零,然后逐渐增加强度,观察动作电位的幅度与刺激强度之间的关系,同时注意刺激伪迹与刺激强度之间的关系,并注意动作电位的波形有什么变化。

3. 观察神经干的不应期。选择双刺激,并逐步调节双刺激的间隔,可观察神经干的不应期。

4. 刺激强度与反应的关系：程控调整电刺激强度,由小到大对标本施加有效手控刺激,可记录到一组幅度逐渐增大的单收缩曲线,并由此确定最大刺激的强度。

5. 刺激频率与反应的关系：程控连续最大刺激,由低到高调节刺激频率,即记录出单收缩、不完全强直收缩、完全强直收缩曲线。

【注意事项】

1. 制备标本时应仔细去除附着在神经干上的结缔组织和血管,不可过度牵拉。

2. 实验过程中经常用任氏液湿润标本,以保持标本的兴奋性良好,但要注意两刺激电极间不要留存液体,以防短路。可将湿的滤纸置于盒底,以防盒内干燥。

3. 应将神经拉直后搭在电极上,不可折叠,也不可碰到屏蔽盒的壁上。

4. 刺激电极与引导电极尽可能远些,并接好地线,调节刺激波宽,以防止刺激伪迹与动作电位融合而影响测量。

5. 固定标本时,肌肉要保持自然长度。

6. 为防止标本疲劳,每次刺激后应让肌肉短暂休息(20～30 s),而且每次连续刺激一般不超过 5 s。

7. 神经标本屏蔽盒用毕应清洗擦干,防止电极生锈。

【思考题】

1. 神经干复合动作电位的形态与细胞内记录的神经纤维的动作电位有何区别与联系?

2. 在一定范围内,神经干动作电位的幅度为何随刺激强度的增大而增大? 这与动作电位的"全或无"规律是否矛盾?

3. 什么是阈下刺激、阈刺激、阈上刺激和最大刺激? 为什么在阈刺激和最大刺激之间,肌肉收缩幅度随刺激强度的增加而增加?

4. 不完全强直收缩和完全强直收缩分别是如何形成的?

5. 从刺激神经开始,到肌肉产生收缩,标本发生了哪些生理变化? 按顺序描述其发生的过程和机制。

实验二 对循环、呼吸、泌尿功能综合影响因素的观察

【目的和原理】

通过观察动物在整体情况下,各种理化刺激引起循环、呼吸、泌尿等功能的适应性改变,加深对机体在整体状态下整合机制的认识。

动物机体可通过神经-体液调节机制不断改变和协调各器官系统(如循环、呼吸和泌尿等系统)的活动,以适应内环境的变化,维持新陈代谢正常进行。心血管活动主要受神经、体液和自身调节。神经调节包括减压反射、心肺容量感受性反射、化学感受性反射等,通过改变交感及副交感传出神经的紧张性活动,调节心血管机能。其中以位于颈动脉窦-主动脉弓的压力感受器介导的减压反射尤为重要。此反射既可在血压升高时降压,又可在血压降低时升压。反射的传入神经为减压神经与窦神经。反射的传出神经为心交感神经、心迷走神经和交感缩血管纤维。心交感神经兴奋时其末梢释放去甲肾上腺素,去甲肾上腺素与心肌细胞膜上的 β_1 受体结合,引起心脏正性的变时、变力、变传导作用;心迷走神经兴奋时其末梢释放乙酰胆碱,乙酰胆碱与心肌细胞膜上的 M 受体结合,引起心脏负性的变时、变力、变传导作用;交感缩血管纤维兴奋时释放去甲肾上腺素,后者与血管平滑肌细胞的 α 受体结合,引起阻力血管收缩。体液调节则涉及肾上腺素、去甲肾上腺素、抗利尿激素、内皮缩血管因子、内皮舒血管因子、激肽、前列腺素以及肾素-血管紧张素系统等多个方面。

呼吸运动受神经以及血液中 PO_2、PCO_2、$[H^+]$ 等因素的调节。神经调节中最重要的是肺牵张反射,其传入神经是迷走神经,通过反射弧完成正常的节律性呼吸。而血液中化学因素的改变可直接作用于呼吸中枢,或通过不同的化学感受器反射性影响呼吸运动。肾的泌尿功能会直接影响血容量和血液中的化学成分,而血容量、血压、血浆渗透压以及 $[H^+]$ 的变化也会直接影响肾的泌尿功能。

【实验材料】

健康成年家兔;兔手术台、常用手术器械、生物信号数据采集系统、呼吸换能器、压力换能器、气管插管,动脉插管、注射器、导尿管、橡皮管、计滴器;20%氨基甲酸乙酯(乌拉坦)、柠檬酸钠、肝素、去甲肾上腺素、呋塞米、抗利尿激素、葡萄糖、乳酸、CO_2 气体。

【实验步骤】

1. 连接实验装置:按照第三章相关内容打开和连接仪器设备。将呼吸换能器和压力换能器与生物信号数据采集系统连接好。进入生物信号数据采集系统操作界面,按照指导设置各项参数备用。

2. 手术操作

(1) 麻醉固定：兔称重后，自耳缘静脉缓慢注入 20％氨基甲酸乙酯溶液（5 ml/kg 体重），麻醉后仰卧固定于兔手术台。

(2) 手术：剪去家兔颈部被毛，正中切开颈部皮肤 5～7 cm，钝性分离颈部肌肉，暴露颈部气管和血管神经鞘，用玻璃分针仔细分离右侧减压神经和迷走神经，穿细线备用。用玻璃分针分离左侧颈总动脉，穿线备用。在左侧颈总动脉远心端结扎，近心端用动脉夹夹住，并在动脉下面预先穿一细线备用。分离气管，在环状软骨下约 1 cm 处做倒"T"字剪口，气管插管由剪口处向肺端插入，插时应动作轻巧，避免损伤气管黏膜引起出血，用一粗棉线将插口管结扎固定，另一棉线在切口头端结扎止血。连接呼吸换能器，记录呼吸。在耻骨联合以上沿中线剪 4 cm 的切口，沿腹白线打开腹腔，将膀胱轻拉至腹壁外，用止血钳提起膀胱前壁（靠近顶端部分），选择血管较少处，切一纵行小口，插入导尿管后结扎。使插管出口处低于膀胱水平，用容器接引流出的尿液。连接动脉插管和压力换能器，用 5％柠檬酸钠溶液灌注备用。耳缘静脉注射 0.5％肝素 1～2 ml。用眼科剪在靠近动脉壁上剪一"V"字形切口，将动脉插管向心方向插入颈总动脉内，扎紧固定，打开动脉夹，记录血压。

【结果整理及分析】

(1) 记录正常动脉血压、呼吸曲线和尿量。

(2) 增大无效腔气量：在气管插管一个侧管上接一根长 50 cm 胶管，观察和记录血压、呼吸和尿量的变化。

(3) 增加吸入气中 CO_2 分压：待呼吸曲线恢复正常，使用 CO_2 气囊，给家兔吸入含有较高浓度 CO_2 的空气，观察和记录呼吸运动的变化。记录到呼吸运动增强后，应即移去 CO_2。待呼吸恢复正常后再做下一步实验。

(4) 增加血液中 $[H^+]$：耳缘静脉快速注入 20 g/L 乳酸溶液 2 ml，观察血液酸碱度改变对呼吸运动的影响。

(5) 夹闭颈总动脉：待血压稳定后，用动脉夹夹住右侧颈总动脉 5～10 s，观察血压、呼吸及尿量的变化。

(6) 电刺激减压神经：以中等强度(5～10 V)、频率为 30 Hz、波宽为 2 ms 的连续电脉冲刺激右侧减压神经，观察血压的变化。然后用两根细线在该神经中部两处结扎。在两结扎间将神经切断，分别刺激切断后的神经中枢端和外周端，观察对血压影响有无不同。

(7) 剪断和电刺激迷走神经：将右侧迷走神经穿线结扎，分别观察切断一侧迷走神经和切断两侧迷走神经以后呼吸运动的变化。以强度为 5～10 V、频率为 15～30 Hz、波宽为 2 ms 的连续电脉冲间断刺激一侧迷走神经中枢端和外周端，观察其血压、呼吸及尿量的变量。

（8）静脉注射去甲肾上腺素：耳缘静脉注射 1∶100 000 去甲肾上腺素 0.2～0.3 ml，观察血压、呼吸及尿量变化。

（9）静脉注射葡萄糖：待血压恢复后，由耳缘静脉注射 20％葡萄糖 5 ml，观察血压、呼吸及尿量变化。

（10）静脉注射呋塞米：待尿量恢复稳定后，按 0.5 ml/kg 体重剂量由耳缘静脉注射呋塞米，观察血压、呼吸及尿量的变化。

（11）静脉注射抗利尿激素：待尿量恢复稳定后，由耳缘静脉缓慢注射抗利尿激素 0.3ml，观察血压、呼吸及尿量的变化。

【注意事项】

1. 麻醉剂量要适量，注射时一定要缓慢推注，剂量过半后应频繁检查角膜反射。

2. 每次实验后，应等血压、呼吸及尿量稳定后再进行下一项实验。

3. 分离神经时要细心，动作要轻，避免牵拉。

4. 实验中始终保持气管插管畅通。

5. 每次注射药后应立即用一注射器注射生理盐水 0.5 ml 左右，以防止药液残留在针头内及局部静脉中而影响下一种药物的效应。

6. 本次实验需多次静脉给药，为避免多次静脉穿刺，可选用小儿头皮注射针，将针头用胶布或动脉夹固定于耳缘静脉内，其后套上注射器。注射的部位应尽可能地从末梢开始，然后逐次向内递进。

【思考题】

1. 经静脉注射乳酸后血压、心率、呼吸深度、呼吸频率和尿量会出现怎样的变化？这些变化对维持机体内环境的稳态有何意义？

2. 减压神经很细，容易受损。在实验应怎么保护减压神经，防止其受损？

3. 统计分析实验结果，并对观察结果进行讨论。

实验三　急性心力衰竭及其治疗

【目的和原理】

了解实验性急性右心衰竭动物模型的复制方法。观察急性右心衰竭时血流动力学的主要变化。初步分析讨论急性右心衰竭的病因和发病机制。

心力衰竭指在各种致病因素的作用下,心脏的收缩和(或)舒张功能发生障碍,使心排血量绝对或相对下降,以致不能满足机体代谢需要的病理生理过程。导致心力衰竭的基本病因为原发性心肌舒缩功能障碍和心脏负荷(包括前负荷和后负荷)过度。前负荷指心脏舒张时所承受的容量负荷,后负荷指心脏收缩时所承受的压力负荷。

通过静脉注射油酸,可增加肺动脉压,导致右心室后负荷增加,大量快速注射静脉输液可增加右心室的前负荷。当右心室前后负荷的快速增加超过右心室的代偿能力时,则可发生急性右心功能衰竭。

强心苷类药物可抑制 Na^+-K^+-ATP 酶,加强心肌收缩能力,增加心脏做功和每搏输出量。毒毛花苷 K 静脉注射 5～10 min 后开始起效,常用于治疗急性心衰。速效利尿药可减少血容量,降低右心后负荷。而扩血管药物硝普钠可降低中心静脉压,也可用于治疗心衰。

【实验材料】

家兔;兔手术台、婴儿秤、生物信号数据采集系统、压力换能器两套、张力换能器一套、三通管、哺乳动物实验手术器械一套、静脉输液装置一套、注射器(1 ml、5 ml、10 ml、30 ml)、丝线、纱布、棉球、听诊器;20％氨基甲酸乙酯(乌拉坦)溶液、1％普鲁卡因、1％肝素生理盐水溶液、油酸、0.9％生理盐水、10 mg/ml 呋塞米、0.25 mg/ml 毒毛花苷 K 注射液、100 mg/ml 硝普钠。

【实验步骤】

1. 家兔称重后,腹腔注射 20％氨基甲酸乙酯(5 ml/kg 体重)麻醉,然后仰卧固定于兔手术台,颈部剪毛备皮。

2. 颈部正中皮下注射 1％普鲁卡因局部麻醉,在甲状软骨与胸骨切迹之间做正中切口,逐层分离颈部组织,游离右侧颈外静脉和左侧颈总动脉。

3. 由耳缘静脉注入 1％肝素(1 ml/kg 体重)抗凝。

4. 进行右侧颈外静脉和左侧颈总动脉插管。其中右侧颈外静脉插管通过三通开关压力换能器(测中心静脉压)和静脉输液装置,左侧颈总动脉插管通过三通开关连接压力换能器测定动脉血压。

5. 以弯针在动物腹部呼吸最明显处穿线,固定于张力换能器上,调整其松紧程度以描记呼吸曲线。

6. 手术操作完成后,待动物安静稳定 5 min,用生物信号数据采集系统测量各项正常指标(对照值)。

7. 肝-中心静脉压反流试验:以压迫右上腹(右肋弓下)3 s,中心静脉压上升的水柱高度(cmH_2O)表示。

8. 用 1 ml 注射器从耳缘静脉注入油酸(0.8 ml/kg 体重),注入结束后测各项指标一次。

9. 注射油酸后观察 5 min,再测量各项指标一次。

10. 以约 5 ml/(kg 体重・min)的速度输入生理盐水输液量,每增加 25 ml/kg 体重,即测各项指标一次,直至血压下降,并记录肺水泡音出现的时间。

11. 耳缘静脉注射呋塞米,剂量 0.4 ml/kg 体重,记录给药后各项指标。

12. 耳缘静脉注射 0.25 mg/ml 毒毛花苷 K 注射液,剂量 0.1 ml/kg 体重,记录给药后各项指标。

13. 耳缘静脉注射 100 mg/ml 硝普钠,剂量 1 ml/kg 体重,记录给药后各项指标。

14. 实验结束后处死动物,挤压胸壁,观察气管有无分泌物溢出。剖开胸、腹腔(注意不要损伤脏器和大血管),观察有无胸水、腹水;取下心、肺标本,观察肺外观和切面变化,以及心脏各腔室的体积;观察肠系膜血管的充盈情况,肠壁有无水肿;取下肝脏,观察肝脏外表和切面变化,最后剪破腔静脉,让血液流出,注意此时肝脏和心脏的体积变化。

【结果整理及分析】

记录呼吸频率、呼吸深度、心率、心音、呼吸音的变化以及动脉血压(收缩压和舒张压)和中心静脉压(CVP)。

【注意事项】

1. 麻醉剂量要适量,注射时一定要缓慢推注,剂量过半后应频繁检查角膜反射。

2. 注射油酸速度一定要缓慢。

【思考题】

1. 试述急性心力衰竭常见发生原因。

2. 试述急性心力衰竭的发生机制。

3. 试述急性心力衰竭的处理原则。

实验四　药物对家兔血压、呼吸及心电图的影响

【实验目的】

观察传出神经系统药物对麻醉家兔动脉血压、呼吸和心电图的影响。

掌握麻醉动物急性血压的实验方法。

【实验原理】

传出神经系统药物通过作用于心脏和血管平滑肌上相应的受体产生心血管效应,导致血压变化。乙酰胆碱激动 M 胆碱受体,使心肌收缩力减弱,心率减慢;使部分血管舒张,血压下降。肾上腺素可激动血管上的 α 和 $β_2$ 受体,较大计剂量下,α 受体兴奋占优势,使血管收缩,血压上升。去甲肾上腺素可激动血管 $α_1$ 受体使血管平滑肌收缩,血压上升;由于血压急剧上升,反射性使心肌收缩力减弱,心率减慢。异丙肾上腺素可激动心肌上的 $β_1$ 受体,加快传导和心率;并激动血管上的 $β_2$ 受体,使血管舒张,血压下降。本实验通过观察家兔动脉血压、呼吸和心电图的变化,分析传出神经系统药物的作用。

【实验材料】

家兔;多媒体生物信号采集与处理系统、血压换能器、呼吸换能器、生物电输入电缆、兔手术台、手术刀、手术剪、止血钳、动脉插管、动脉夹、头皮静脉注射针、注射器、棉线、纱布等;25％氨基甲酸乙酯(乌拉坦)、10^{-4} mol/L 氯化乙酰胆碱、0.01％硫酸阿托品、0.01％盐酸肾上腺素、0.01％重酒石酸去甲肾上腺素、0.005％硫酸异丙肾上腺素、0.1％甲磺酸酚妥拉明、肝素、生理盐水。

【实验步骤与方法】

1. 调试多媒体生物信号采集与处理系统,使之进入血压、呼吸、心电测定状态,确定压力换能器、呼吸换能器、生物电输入电缆连接完好。

2. 调节装置

(1) 将动脉插管及压力换能器中充满肝素化生理盐水,排气泡。充肝素化生理盐水时将三通打开,调好后关闭,备用。

(2) 取三个针头,用生理盐水擦拭后与生物电输入电缆的电极相连。

3. 手术

(1) 家兔称重,静脉注射 25％氨基甲酸乙酯(4 ml/kg 体重)麻醉,角膜反射消失后即麻醉成功,麻醉后将家兔仰卧位固定于兔手术台上,固定四肢,固定门齿。

(2) 剪去家兔颈部的被毛,正中切开颈部皮肤 5~7 cm,剪开筋膜,钝性分离肌肉层,暴露气管。在气管两侧找到颈总动脉,钝性分离将血管表面筋膜剥离干净,在动脉下穿两根线,一根结扎动脉远心端,近心端用动脉夹夹闭,以阻止血流。在动脉夹与结扎线间靠近远心端位置,朝向近心端用眼科剪剪一"V"形小口,深度不宜超过管径的一半,将预先已充满肝素(1 000 U/ml)的动脉插管插入颈总动脉,然

后以另一根线结扎插入的动脉插管并固定。将动脉夹松开,此时可在电脑屏幕上看到正常的动脉波形,进行记录。

(3) 呼吸传感器固定到家兔剑突处,观察波形,调整呼吸传感器位置至观察到呼吸信号。

(4) 将生物电电缆的正极接左下肢,负极接右上肢,参考极接右下肢。观察心电信号。

4. 给药和描记曲线

首先描记一段正常曲线后,自耳缘静脉依次注入下列药物,每次注射后用0.5 ml生理盐水冲洗,以免药物停留在局部。给药后观察并记录血压、呼吸、心电变化,当反应最明显时,标记并记录;待血压、呼吸、心率恢复至原来水平或平稳后,再给予下一药物,重复此过程,具体步骤如下:

(1) 描记一段正常曲线;

(2) 耳缘静脉注射盐酸肾上腺素,剂量0.1 ml/kg体重,追加生理盐水0.5 ml,观察记录;

(3) 耳缘静脉注射甲磺酸酚妥拉明,剂量0.1 ml/kg体重,追加生理盐水0.5 ml,2 min后耳缘静脉注射盐酸肾上腺素,剂量0.1 ml/kg体重,追加生理盐水0.5 ml,观察记录;

(4) 耳缘静脉注射重酒石酸去甲肾上腺素,剂量0.1 ml/kg体重,追加生理盐水0.5 ml,观察记录;

(5) 耳缘静脉注射硫酸异丙肾上腺素,剂量0.1 ml/kg体重,追加生理盐水0.5 ml,观察记录;

(6) 耳缘静脉注射氯化乙酰胆碱,剂量0.1 ml/kg体重,追加生理盐水0.5 ml,观察记录;

(7) 耳缘静脉注射硫酸阿托品,剂量0.2 ml/kg体重,追加生理盐水0.5 ml,1 min后耳缘静脉注射硫酸阿托品,剂量0.1 ml/kg体重,追加生理盐水0.5 ml,观察记录。

结束实验,保存实验结果,并将家兔颈动脉结扎。

【实验结果】

将家兔正常的血压、呼吸、心电图和给药后的血压、呼吸、心电图编辑在同一个Word文档中,打印。文字记述分析家兔给药前后血压、呼吸、心电的反应情况,并对结果进行适当的讨论。

【注意事项】

1. 实验中的剂量是按一般情况进行计算的,必要时可根据具体情况适当增减。

2. 给药注意三点:剂量、速度和间隔。

3. 实验结束,结扎颈总动脉,拔除动脉导管。

【思考题】

比较本实验中各药物对家兔血压、呼吸和心电变化的作用。

实验五　强心苷对家兔在体心脏衰竭的作用

【实验目的】

观察强心苷对衰竭心脏的强心作用及过量中毒表现。

【实验原理】

大剂量戊巴比妥钠可造成家兔急性心力衰竭,强心苷能改善衰竭心脏的血流动力学,加强左心室功能,但过量强心苷易引起室性心律失常。在家兔心衰模型上应用强心苷,随着剂量的增加,可观察到强心苷的治疗作用和毒性反应。

【实验材料】

家兔;多媒体生物信号采集与处理系统、动物人工呼吸机、微量注射泵;3％戊巴比妥钠、20％氨基甲酸乙酯(乌拉坦)、毒毛旋花苷 K、0.5％肝素、生理盐水。

【实验步骤与方法】

1. 麻醉与手术:选择 2 kg 以上健康家兔,耳缘静脉注射 20％氨基甲酸乙酯(4 ml/kg 体重)麻醉。仰位固定于手术台上,气管插管,连接人工呼吸机(参数设定:呼、吸时比为 1.5:1;呼吸频率为 31 次/min;潮气量为 10 ml/kg 体重)。将针形电极分别插入四肢皮下并与 1 通道连接,记录Ⅱ导联心电。右颈总动脉插管,缓缓推进,使其通过主动脉瓣到达左心室(以舒张压出现负值为进入左心室的指标),换能器与 2 通道连接记录左心室内压。左颈动脉插管,换能器与 3 通道连接记录血压。启动多媒体生物信号采集与处理系统,记录正常心功能指标:Ⅱ导联心电图、心率(HR)、血压(BP)、左室收缩压(LVSP)、左室舒张末期压(LVEDP)、左室平均压(LMVP)、左室内压最大上升和下降速率(LVdp/dt$_{max}$)等。

2. 建立急性心衰模型:将 3％戊巴比妥钠溶液经微量注射泵以 0.5 ml/min 速度由颈静脉恒速输注,以 LVSP 下降到给药前水平的 40％～50％为急性心衰指标,此时停止输注戊巴比妥钠。稳定 10 min,再次记录上述各项指标

3. 观察强心苷的治疗作用及心脏毒性:将 0.125 mg/ml 的毒毛旋花苷 K(一般准备 6 ml)以 0.3 ml/min 的速度经颈静脉恒速输注,每 5 min 记录一次上述各指标,以心电图上出现心律失常为中毒标志。

【实验结果】

将测量数据记录于下表;剪辑、打印相关图形。

给药情况	LVSP/ mmHg	LVEDP/ mmHg	LMVP/ mmHg	HR/ (次/min)	(LVdp/dt$_{max}$)/ (mmHg/s)
给药前					
戊巴比妥钠					

续表

给药情况	LVSP/ mmHg	LVEDP/ mmHg	LMVP/ mmHg	HR/ (次/min)	(LVdp/dt$_{max}$)/ (mmHg/s)
毒毛旋花苷 K					

【注意事项】

1. 插入心导管前应首先在体表粗略测量一下需要的心导管长度,插入心导管时动作应轻柔,一边插入,一边注意观察血压变化,避免将心脏刺穿或导管紧贴心脏内壁。

2. 因为双侧颈总动脉都要插管,所以一定要胆大心细,力求避免插管失败。

3. 注意记录给药前各指标,因为判断是否出现心衰是以给药前指标为依据的。

【思考题】

1. 强心苷治疗心衰的作用机制是什么?

2. 强心苷中毒,可以采用什么方式进行解救?

实验六 肝损伤大鼠肝脏细胞色素 P450 的测定

【实验目的】

掌握对乙酰氨基酚(扑热息痛)致大鼠肝损伤模型的实验方法。

掌握肝组织细胞色素 P450 的测定方法。

【实验原理】

扑热息痛在大剂量下,其代谢产物 N-乙酰-对苯醌亚胺(NAPQI)超过了体内谷胱甘肽的解毒能力,于是未清除的 NAPQI 与生物大分子结合影响肝细胞的功能。还原状态下的细胞色素 P450 与一氧化碳结合,形成复合物,在波长 450 nm 处出现最大吸收峰,可根据峰高值计算细胞色素 P450 的含量。

【实验材料】

动物:大鼠。

药品:扑热息痛,生理盐水,连二亚硫酸钠(还原剂,注意避光保存),一氧化碳,匀浆缓冲液[50 mmol/L Tris,1.15% KCl(pH 7.4)],蔗糖液 0.25 mol/L。

器材和仪器:滤纸,组织匀浆机,超速低温离心机,移液器,注射器,手术器械,天平,双光束紫外分光光度计。

【实验步骤与方法】

1. 取大鼠 6 只,称重,编号,随机分为 2 组(对照组与扑热息痛组),每组 3 只。扑热息痛组腹腔注射扑热息痛,剂量 100 mg/kg 体重,对照组腹腔注射同体积生理盐水。

2. 禁食 16 h,处死大鼠,迅速取出肝组织。

3. 微粒体的制备

(1) 将新鲜肝脏放入冷冻的生理盐水中清洗,用滤纸擦干并称重;

(2) 按 1∶4 加入匀浆液,制备肝匀浆;

(3) 10 000 g 低温离心 20 min;

(4) 弃去沉淀,将上清液转移至超速离心管内,105 000 g 离心 60 min;

(5) 离心后,上清液为胞浆部分,沉淀为微粒体。将微粒体沉淀重悬于蔗糖液。

4. 微粒体悬液可新鲜使用,也可存放−80 ℃备用。

5. 细胞色素 P450 测定的操作步骤

(1) 将待测样品配制成 0.5 mg/ml 的蛋白溶液,置于冰浴中;

(2) 取数毫克连二亚甲硫酸钠加入待测样品中混匀;

(3) 将样品等量加入比色杯中,分别加入分光光度的对照池和样品池中,从500～400 nm 做基线扫描;

(4)将样品池中的比色杯取出,充一氧化碳约 30 s(以气泡连续、液体不能溢出为好),然后放回原位,从 500～400 nm 扫描,并记录峰形及峰高。

【实验结果】

按下列公式计算细胞色素 P450 的含量:

$$细胞色素 P450 含量(nmol/mg) = \frac{(A_{450} - A_{490}) \times 1\,000}{91(摩尔消光系数) \times 蛋白终浓度(mg/ml)}$$

记录含量值到下列表格中:

组别	编号	剂量 /(mg/kg)	细胞色素 P450 含量
对照组	1		
	2		
	3		
均值	—		
扑热息痛组	1		
	2		
	3		
均值	—		

【注意事项】

1. 制备微粒体时,组织匀浆泡沫不要太多,否则会引起酶蛋白的变形。

2. 测定时还原剂不要加入太多,以免破坏血红蛋白。

3. 如果样品在 420 nm 处出现明显的吸收峰,说明细胞色素 P450 有部分失活,可以考虑重新制备。

【思考题】

与肝微粒酶的诱导剂或抑制剂合用时,应该如何调整合用药物的剂量?

实验七 实验性 DIC 及其治疗

【目的和原理】

学习用兔脑粉复制急性实验性弥散性血管内凝血(DIC)动物模型和 DIC 的解救。观察 DIC 时微循环的变化特点,讨论急性 DIC 的发病机制。

DIC 是指在某些致病因子作用下,凝血因子和血小板被激活,引起血管内微血栓形成,同时或继发纤溶亢进,从而出现器官功能障碍的病理过程。在 DIC 发生发展过程中,各种凝血因子和血小板因大量消耗而明显减少,纤维蛋白降解产物(FDP)增多,引起出血和器官功能障碍。

【实验材料】

家兔;电热恒温水箱、分光光度计、离心机、显微镜、血细胞计数板、兔解剖台、哺乳类动物手术器械、秒表、小试管架、12 mm×75 mm 和 12 mm×100 mm 试管、刻度离心管、0.5 ml 吸管、血红蛋白吸管、药物天平、1.5 mm 外径硅胶管;4%兔脑粉生理盐水浸液、K 试液、P 试液、1%硫酸鱼精蛋白液、0.025 mol/L 氯化钙溶液、血小板稀释液、3%戊巴比妥钠溶液、3.8%枸橼酸钠溶液、生理盐水、饱和氯化钠溶液、5%葡萄糖(GS)溶液。

【实验步骤】

1. 实验兔一只,称重。用 3%戊巴比妥钠(1.0 ml/kg 体重)由耳缘静脉缓慢注入麻醉(每分钟不超过 1 ml)。麻醉后将动物仰卧固定于兔解剖台上,必要时将实验台底面灯开亮作保温用,剪去颈部手术野的被毛,常规暴露一侧颈总动脉,插入硅胶管,作取血样本用。

2. 静脉滴注 5%葡萄糖(5 ml/kg 体重),在 8~10 min 内滴完后,取 4%兔脑粉生理盐水浸液,按 2.0 ml/kg 体重计算,将总用量用生理盐水稀释至 30 ml,由耳缘静脉注射(可用头皮静脉针),在 15 min 内注完。其注入速度为:第一个 5 min 以 1.0 ml/min 注入;第二个 5 min 以 2.0 ml/min 注入,最后 5 min 以 3.0 ml/min 注入。

3. 在注入兔脑粉生理盐水浸液前 5 min、注入后 15 min 及 45 min,分别由颈总动脉取血样本一次(每次取血样前先废弃血液数滴),抗凝剂(3.8%枸橼酸钠溶液)与血液体积之比为 1:9,3 000 r/min 离心 15 min,获得含微量血小板血浆供大部分实验测定用。每次取血样本时,采血 1~2 滴供血小板计数用。

4. 利用 2.5%酚妥拉明 0.2 ml/kg 以及 0.01%多巴胺 0.1 ml/kg 进行抢救。

5. 对照兔一只,不注射兔脑粉生理盐水浸液而改为注射生理盐水,注入途径、总量、速率和取血样本时间等均与实验兔相同。

6. 几项血液学检查

(1) 白陶土部分凝血活酶时间(KPTT)测定

① 取被检血浆 0.2 ml,加入小试管内,置 37 ℃水浴中,然后加入 K 试液 0.2 ml,混匀,孵育 3 min;

② 加入 0.025 mol/L 氯化钙溶液 0.2 ml,同时开动秒表,10 s 后将试管从水浴中取出,轻轻侧动试管,液体停止流动(呈胶冻状)或出现白色粗颗粒时即为凝固终点;

③ 重复操作 2~3 次,取平均值。

(2) 凝血酶原时间(PT)测定

① 取被检血浆 0.1 ml,置于小试管中,放入 37 ℃水浴中;

② 加入 P 试液 0.2 ml,开动秒表,观察方法同前,测定凝固时间;

③ 重复操作 2~3 次,取平均值。

(3) 凝血酶时间(TT)测定

① 取被检血浆 0.2 ml,置于小试管中,放入 37 ℃水浴中;

② 加入适宜浓度的凝血酶悬液 0.2 ml,开动秒表,观察方法同前,测定凝固时间;

③ 重复操作 2~3 次,取平均值。

(4) 血浆鱼精蛋白副凝实验(3P 实验)

① 取被检血浆 0.45 ml,置于小试管中;

② 加入 1‰硫酸鱼精蛋白液 0.5 ml,混匀,在室温下放置 30 min,于观察前轻轻摇动试管,有白色纤维或凝块为阳性,均匀浑浊、无白色纤维为阴性。

(5) 纤维蛋白原定量(饱和盐水法)

① 取被检血浆 0.5 ml,置于 12 mm×100 mm 的试管中,加入饱和氯化钠溶液 4.5 ml,充分混匀,置 37 ℃水浴中孵育 3 min,取出后再次混匀,用分光光度计比色,测定光密度;

② 以生理盐水代替饱和氯化钠溶液,进行同样操作,作为对照;

③ 用对照管调零点,测出光密度(波长 520 nm)后,按下式计算纤维蛋白原含量:

$$\frac{测定管光密度}{0.5} \times 10 = g/L$$

(6) 血小板计数(BPC)

吸取血小板稀释液 0.38 ml 于一试管内,用血红蛋白吸管吸血 20 μl 立即加入血小板稀释液内,充分摇匀后,用滴管将上述混悬液一小滴滴入计数室内,静置 15 min 后,用高倍镜计数,数 5 个中方格内之血小板数×10^9/L 即可。

【注意事项】

1. 严重贫血或枸橼酸钠量相对少时,可出现假阳性。

2. 要在 37 ℃水浴箱中进行。如温度太低,再重新加温至 37 ℃时,纤维蛋白丝可不出现。

3. 若纤维蛋白原含量太低时,此实验可呈阴性。

4. 试验应在采血后立即进行,否则影响实验结果。

【思考题】

1. 本实验是否复制了急性 DIC? 有何根据?

2. 本实验所致的 DIC 其主要发病机制是什么?

3. 急性 DIC 时本实验的观察指标为什么会改变?

实验八 磺胺类药物单次静脉给药后的药物浓度-时间曲线

【实验目的】

掌握磺胺嘧啶单次静脉给药后其血药浓度随时间变化的规律。

【实验原理】

已知磺胺嘧啶等磺胺类药物在酸性环境下其苯环上的氨基($—NH_2$)将被离子化而生成铵类化合物($—NH^{3+}$)。后者与亚硝酸钠反应可发生重氮化反应进而生成重氮盐($—N=N^+—$)。该化合物在碱性条件下可与麝香草酚生成橙黄色化合物。在525 nm 波长下比色,其光密度与磺胺嘧啶的浓度成正比。具体反应过程为:

根据上述原理,在给受试家兔一次静脉注射一定剂量的磺胺嘧啶后,于不同时间点采集其静脉血样,采用比色法对各样品中磺胺嘧啶的血药浓度进行定量分析,并以血药浓度对相应时间作图,从而获得磺胺嘧啶的静脉给药后的药物浓度-时间曲线。

【实验材料】

动物:家兔。

药品:20%磺胺嘧啶,7.5%三氯醋酸,0.1%磺胺嘧啶标准溶液,0.5%亚硝酸钠,0.5%麝香草酚(20%NaOH 配制),1 000 U/ml 肝素生理盐水,25%氨基甲酸乙酯(乌拉坦),蒸馏水。

器材和仪器:分光光度计,离心机,磅秤,手术器械,动脉夹,动脉插管,兔手术台,注射器,移液器,吸头,试管,离心管,试管架,玻璃记号笔,药棉,纱布,计算机。

【实验步骤与方法】

血中药物浓度测定:参见表中磺胺类药物血药浓度测定的步骤。

(1)麻醉:全麻或局麻均可。取家兔一只(实验前禁食 12 h,不禁水),记录体重和性别,耳缘静脉注射 25%氨基甲酸乙酯(4 ml/kg 体重)麻醉,仰位固定于兔手术台上。

(2)手术:颈部手术区剪毛,切皮约 6 cm 左右,钝性分离皮下组织和肌肉,分离出颈总动脉约 2~3 cm 左右,在其下穿两根细线,结扎远心端,保留近心端。

（3）耳缘静脉注射 1 000 U/ml 肝素（1 ml/kg 体重）。

（4）插管：用动脉夹夹住动脉近心端，再于两线中间的一段动脉上剪一"V"形切口，插入尼龙管，用线结扎牢固，以备取血用。

（5）取血：打开动脉夹放取空白血样 0.4 ml，分别放入 1 号管（空白管）和 2 号管（标准管）各 0.2 ml，摇匀静置。而后耳缘静脉注射 20%磺胺嘧啶 1.5 ml/kg，分别于注射后 1、3、5、15、30、45、60、90，120 min 时由动脉取血 0.2 ml 加到含有 7.5%三氯醋酸 2.7 ml 的试管中摇匀。标准管加入 0.1%磺胺嘧啶标准溶液 0.1 ml，其余各管加蒸馏水 0.1 ml 摇匀。

（6）显色：将上述各管离心 5 min（2 000 r/min），取上清液 1.5 ml，加 0.5% 亚硝酸钠 0.5 ml，摇匀后，再加入 0.5%麝香草酚 1 ml 后溶液为橙色。

（7）测定：用分光光度计在 525 nm 波长下测定各样品管的光密度值 A。

（8）计算血中药物浓度：根据同一种溶液浓度与光密度成正比的原理，通过标准管浓度及其光密度值推算出样品管的磺胺药物浓度。公式如下：

$$样品管浓度(\mu g/ml) = \frac{标准管浓度 \times A_{样品管}}{A_{标准管}}$$

【实验结果】

将所得数据填入下表中，并用计算机软件绘制药时曲线。

磺胺类药物血药浓度测定的步骤：

试管	时间/min	7.5%三氯醋酸/ml	血液/ml	蒸馏水/ml	0.5%亚硝酸钠/ml	0.5%麝香草酚/ml	A	浓度/(μg/ml)
空白管	0	2.7	0.2	0.1	0.5	1	0	
标准管	0	2.7	0.2	标准液	0.5	1		16.7
	1	2.7	0.2	0.1	0.5	1		
	3	2.7	0.2	0.1	0.5	1		
	5	2.7	0.2	0.1	0.5	1		
	15	2.7	0.2	0.1	0.5	1		
给药后	30	2.7	0.2	0.1	0.5	1		
	45	2.7	0.2	0.1	0.5	1		
	60	2.7	0.2	0.1	0.5	1		
	90	2.7	0.2	0.1	0.5	1		
	120	2.7	0.2	0.1	0.5	1		

【注意事项】

1. 每次取血前要先将插管中的残血放掉。

2. 每吸取一个血样时,必须更换吸量管,若只用一支吸量管,必须将其中的残液用生理盐水冲净。

3. 将血样加到三氯醋酸试管中应立即摇匀,否则易出现血凝块。

【思考题】

通过磺胺嘧啶的药物浓度-时间曲线,我们可以得到哪些药代动力学参数?

实验九 家兔减压神经放电及颈总动脉血压同步记录

【目的和原理】

观察血压升降时神经冲动的变化，以加深对减压反射的理解；学习哺乳动物动脉血压直接测量方法，主要以动脉血压为指标，探讨在整体情况下一些神经、体液因素对心血管活动是如何进行调节的。

减压反射具有稳定动脉血压的作用。心脏受交感神经和迷走神经的支配。心交感神经末梢释放的递质为去甲肾上腺素，与心肌细胞上的 β_1 受体结合，能产生正性变时、变力、变传导作用，从而使心排血量增加；心迷走神经末梢释放的递质是乙酰胆碱，与心肌细胞上的 M 受体结合，产生负性变时、变力、变传导作用，从而导致心排血量减少。大多数血管只受交感缩血管神经支配，它兴奋时末梢释放去甲肾上腺素，与血管平滑肌上的 α 受体结合，使血管平滑肌收缩，外周阻力增加。心血管活动受多种体液因素的调节，其中最重要的有肾上腺素和去甲肾上腺素。肾上腺素主要作用为增加心排血量，也就是强心作用。去甲肾上腺素的作用主要表现为升高血压作用。

【实验材料】

健康成年家兔；兔手术台、常用手术器械、生物信号数据采集系统、压力换能器、动脉插管、注射器；20％氨基甲酸乙酯（乌拉坦）、0.5％肝素、5％柠檬酸钠、1：100 000 乙酰胆碱、1：100 000 肾上腺素、生理盐水、液状石蜡。

【实验步骤】

1. 连接实验装置：按照第三章相关内容打开和连接仪器设备。将压力换能器与生物信号数据采集系统连接好。进入生物信号数据采集系统操作界面，按照指导设置各项参数备用。

2. 手术操作

（1）麻醉固定：兔称重后，自耳缘静脉缓慢注入 20％氨基甲酸乙酯溶液（5 ml/kg 体重），麻醉后仰卧固定于兔手术台。头部固定。

（2）分离颈部神经并行颈动脉插管：剪去颈部毛，沿正中线切开皮肤 5～7 cm。止血钳钝性分离皮下组织及肌肉，暴露气管，暴露右颈动脉鞘，分辨鞘内的颈总动脉、迷走神经（最粗）、颈交感神经（较细）、减压神经（最细）。用玻璃分针分离出 2～3 cm 长迷走神经，穿线以备辨认。分离双侧颈部动脉，各长约 2～3 cm，穿线备用。耳缘静脉注射 0.5％肝素 1～2 ml。将左侧颈部动脉近心端用动脉夹夹闭，远心端用线扎牢，用手术刀柄或手术者的小指垫在动脉下方固定动脉。用眼科剪在结扎处的近端剪一斜口，向心脏方向插入已充满抗凝剂的动脉插管（注意管内不应有气泡），用线将插管与动脉扎紧。缓慢放开动脉夹，记录动脉血压。用止血钳夹住颈部切口皮肤，向外上牵拉固定，使之形成一皮兜，将减压神经用玻璃分针钩起,放到固定在三维调节器的引导电极上。调节三维调节器,使记录电极悬空,避免触及周围组织。注意神经不可牵拉过紧,在皮兜内靠近减压神经处滴入38～40 ℃的液状石蜡保温,防止神经干燥。

【结果整理及分析】

(1) 观察减压神经放电的频率、幅度。

(2) 观察动脉血压(曲线、收缩压、舒张压、平均压)。

(3) 静脉注射去甲肾上腺素:耳缘静脉注射 1 : 100 000 去甲肾上腺素 0.2～0.3 ml,观察上述指标的变化。

(4) 静脉注射乙酰胆碱:耳缘静脉注射 0.01％乙酰胆碱 0.20～0.3 ml,观察上述指标的变化。

(5) 夹闭颈总动脉:待血压稳定后,用动脉夹夹住右侧颈总动脉 5～10 s,观察血压、呼吸及尿量的变化。

(6) 牵拉左侧颈总动脉远心端的结扎线,观察上述指标的变化。

(7) 插股动脉套管进行放血,使动脉血压迅速降至 50 mmHg 左右,观察上述指标的变化。然后通过股静脉迅速输血和补液,观察上述指标的变化。

【注意事项】

1. 麻醉剂量要适量,一定要缓慢推注,剂量过半后应频繁检查角膜反射。

2. 每次实验后,应等血压和心率稳定后再进行下一项实验。

3. 分离神经时,要细心,动作要轻,避免牵拉。

4. 每次注射药物后应立即用一注射器注射生理盐水 0.5 ml 左右,以防止药液残留在针头内及局部静脉中而影响下一种药物的效应。

5. 本实验需多次静脉给药,为避免多次静脉穿刺,可选用小儿头皮注射针,将针头用胶布或动脉夹固定于耳缘静脉内,其后套上注射器。注射的部位应尽可能从末梢开始,然后逐次向内递进。

【思考题】

分析各项实验结果

观察项目	观察结果	分析
正常		
去甲肾上腺素		
乙酰胆碱		
夹闭非手术侧的颈总动脉		
牵拉非手术侧的颈总动脉		
放血和补液		

第七章　实验设计

第一节　实验设计的立题和基本原则

立题,即确定所需要研究的课题,这是实验研究过程中的首要任务,也是实验研究活动中开始的第一步。科学研究过程,就是提出问题和解决问题的过程,但提出问题往往比解决问题更为重要。只有课题选得准,立得牢,研究工作才有可能取得有意义的成果。

一个好的实验研究立题应该具有以下特点:

(1) 明确的目的性:明确、具体地提出所要解决的问题,题目内容要集中、精炼,不宜过多、过泛。

(2) 充分的科学性:立题要有充分的科学依据,并与已有的科学理论、科学规律和定律相符。

(3) 创新性和先进性:这是科研立题中最重要的一点,科学的进步就在于不断创新和发展,缺乏新意的立题毫无科学意义和实用价值。

(4) 实验的可行性:立题时应充分考虑现有的主、客观条件,根据实际情况合理安排,否则即使有十分出色的科学假说,由于实验条件的限制也难以进行验证。

立题的过程是积极的、科学创造性思维过程,需要搜集大量的文献资料和实践资料并进行分析研究,了解前人及他人对本课题的相关问题已做的工作、取得的成果及尚未解决的问题,了解目前的进展和动向。在对有关资料进行综合分析的基础上,找出所要探索的研究课题的关键所在,进而明确研究课题。

在机能学实验研究中,自然环境和实验条件对结果有很大的影响,同时实验动物的个体差异也使得实验条件难以控制,因此实验设计时应遵循以下原则:

1. 对照原则

对照即对比,是指在等同条件下,使实验组中的处理因素和非处理因素的差别通过所设立的参照有个科学的对比。在设立实验组的同时,必须相对应地设立作为比较参照的对照。

对照的意义首先在于通过对照来鉴别处理因素与非处理因素的差异。因为处理因素效应的大小,重要的不是其本身,而是通过对比后所得出的结论,因此要做到正确的鉴别,设立对照是必不可少的。另外,对照的意义还在于使实验组和对照组的非处理因素处于相等状态,通过对照来消除非处理因素对结果的影响,减少实验误差。

对照有多种形式,可根据实验研究的目的及内容加以选择。

(1)空白对照组:对照组不加任何处理因素。例如观察某种新疫苗预防某种传染病的效果,实验组的儿童全部接种这种疫苗;而对照组的儿童不接种这种疫苗,也不接种任何免疫制品,实验因素完全是空白的。最后比较两组的血清学和流行病学观察指标。

(2)实验对照:对照组施加部分实验因素,但不是所有研究的处理因素。例如复制缺血性心脏病的动物模型,实验组在冠脉分支下方的心脏肌层穿线后结扎血管,以造成心肌缺血,而对照组则只在相应的部位穿线,并不结扎,然后观察比较两组心电图变化及其他指标的改变。

(3)自身对照:对照组和实验组均在同一受试对象上进行。例如,用药前后的对比等即属于自身对照。

(4)相互对照:不设立专门的对照组,而是几个实验组互相作为对照。例如比较几种不同的药物治疗同种疾病的效果,这就是相互对照。

(5)标准对照:不设立对照组,而是用标准或正常值来做对照。例如观察某患者心率的快慢,即可用正常值 72 次/min 作为对照。但由于实验研究的条件不一致,使得实验结果的可比性不强,故一般多不用标准对照。

2. 均衡原则

所谓均衡,就是在相互比较的各组间或组内,除了所要研究的处理因素需要做有计划的安排外,其余因素(特别是可能影响实验结果的因素)要尽可能均衡、齐同、一致。在机能学实验研究中,往往要求动物的数量、种系、性别、年龄、体重、健康状况及实验仪器、药品等方面相应一致,这样才能有效地减少实验误差。最常用、也是最有效的均衡化方法主要有交叉均衡、分层均衡等。

3. 随机原则

随机是指分配于各组的实验对象(样本)是由实验对象的总体中任意抽取的,即每个实验对象都有等同的机会被分配到各组中去,同样有等同的机会来确定实验顺序的先后。通过随机化,一是尽量使抽取的样本能够代表总体,减少抽样误差;二是使各组样本的条件尽量一致,减少或消除人为误差,从而使处理因素的作用更为客观,便于得出正确的实验结果。

随机化的方法很多,如抽签法、随机数字表法、随机化分组表法等,可视具体情况采用。

注意:"随机"并不等同于"随便"。

4. 重复原则

重复是保证实验结果可靠性的重要措施之一。重复有两方面的含义：即重现性和重复性。精确可靠的实验结果应能在同等条件下重复出来，实验需要重复的次数（即实验样本的大小或动物数量）取决于实验的性质、内容及实验资料的离散度。在实验设计时估计样本的大小，在保证结论可靠的前提下确定最少的例数。

（1）一般情况下应选取的样本例数：① 小动物（大鼠、小鼠、蟾蜍等）每组应为10～30 例。计量资料两组对比时，每组应不少于 10 例，计数资料则每组不少于 30 例。② 中等动物（家兔、豚鼠等）每组 8～20 例。计量资料两组对比每组不少于 8 例，计数资料每组不少于 20 例。③ 大动物（犬、猴、猪等）每组 5～15 例。

（2）按统计学原理测算样本数量。

第二节　动物模型的设计原则和实验对象的选择原则

在机能学实验研究中，实验对象主要是实验动物，其选择要点是：① 动物种类要接近于人类而又比较经济，如哺乳类、两栖类动物（猴、狗、兔、鼠、蟾蜍等）；② 根据实验要求进行品种和品种纯度的选择，一般以用纯种动物为好；③ 最好选用年龄、性别、体重等比较接近或一致的健康动物。

人类疾病动物模型的复制应遵循以下原则：

（1）相似性：复制的动物模型应尽可能地近似于人类疾病。

（2）重现性：模型可重复复制，甚至可以标准化。

（3）可靠性：复制的动物模型能够特异地、可靠地反映人类某种疾病或某种机能、代谢、结构的变化。易自发地出现病变的动物不宜选用。

（4）易行性和经济性：宜选用复制时间短、方法简便、易于观察、经济节省的动物模型。

第三节　实验准备和预实验

所谓预实验就是根据立题的内容与要求，对所提出的"原始假说"进行初步探索和验证，同时也对初步确定采用的实验方法和操作步骤进行预演，对估计可能出现的主要技术难点和关键性指标进行初步实验和观察，以判断实验设计的可行性，并且根据预备实验的结果可以对原始假说和实验设计进行必要的修改和补充。

第四节 实验方法和观察指标的选择原则

指标是实验观察中用来指示或反映研究对象的某些可被研究者或仪器感知、测量的特征或现象的标志。机能学的实验指标,是反映实验对象在处理因素作用以后所出现的生理或病理现象的标志。指标可分为计数指标、计量指标或主观指标、客观指标。

所选定的观察指标应符合下列基本条件:

(1)特异性:指标能特异地反映某一特定的现象或所观察对象的本质,而不致与其他现象相混淆。

(2)客观性:尽量选用可以用具体数值或图形表达的客观指标(如心电图、生化检查等),主观指标可作为参照。

(3)精确性:包括准确度和精密度两层含义。准确度是指观察值与真实值的接近程度,主要受系统误差的影响;精密度是指重复观察时,观察值与平均值的接近程度,受随机误差的影响。其中首要的是准确度,应选用准确度高、重复性好的指标。

(4)灵敏性:应选用对处理因素较敏感的指标,并且测量、观察的技术方法和仪器的灵敏度较高,否则就有可能会出现假阴性结果。

(5)有效性:所选用的指标必须与研究目的和内容有本质的联系。

第五节 观察和记录

按照实验设计的方案进行实验和观察,是用科学的方法搜集感性材料的科学实践,同时也是实验研究的主体实施过程。应严格控制实验条件,严密观察实验结果,要求做到严谨、细致、实事求是。必须坚持客观性和全面性,切不可凭主观臆断去推测实验结果。

第六节 实验结果的处理、分析和判断

通过实验和观察收集到的大量资料和数据,需要进行科学的整理和分析。

资料整理和数据处理,是根据实验设计的原则和要求,运用数理统计学的原理和方法,对所收集到的原始资料和数据进行科学加工,主要包括资料的系统化,判断比较组间结果差异的意义,揭示各因素间的相互关系。这是排除偶然发现必然、透过现象发现本质规律的重要手段。

对实验数据和资料进行统计处理时,必须注意资料的来源如何,设计是否合理,数据的取舍是否有偏向性,因为如果实验设计上就存在问题,那么数据资料的科学性也不可信,当然不可能通过统计处理来得出正确的结论。一个在设计上有错误的实验研究,是不可能用统计方法来弥补其缺陷的。

所谓分析,就是对所收集到的感性材料进行分析、综合和抽象、概括以形成概念后,再运用概念进行判断和推理,从而得出一定的科学结论,或者建立科学假说或理论。"科学的整理任务,就在于用理性的方法整理感性的材料,从中得出普遍的规律或结论",这是一个理性思维和概括的过程,应当遵守科学原理,符合本学科的原则,必须实事求是,不能强求实验结果服从自己的假说,而应该根据实验结果去修正原来的设想和假说,使之不断充实和完善。

第七节　实验设计的书写格式

实验设计方案的书写是一项重要的基本技能训练。它不仅是对每次实验的总结,更重要的是它可以培养和训练学生的逻辑归纳能力、综合分析能力和文字表达能力,是科学论文写作的基础。因此,参加实验的的每位学生均应及时认真地书写实验报告,要求内容实事求是,分析全面具体,文字简练通顺,誊写清楚整洁。实验设计方案首先要知道实验目的,然后找到合适的实验方法,再根据实验方法设计实验步骤(如果是现成的方法更好),根据步骤归纳总结所需要的仪器试剂等,最后按照实验目的、实验原理、实验方法、仪器试剂、实验步骤、数据处理这几部分进行总结即可。具体模板如下:

设计者和执行者:＿＿＿＿＿　日期:＿＿＿＿＿

实验题目:

实验目的:

立题依据:

实验对象:＿＿＿＿＿　性别:＿＿＿＿＿　规格:＿＿＿＿＿

数量:＿＿＿＿＿　体重:＿＿＿＿＿

仪器与药品:

实验方法及步骤:① 模型;② 指标;③ 分组;④ 观察和记录方法;⑤ 实验步骤;⑥ 注意事项。

记录方式和表格：

统计学处理方法：

预期结果：

实验结果：

实验结论：

实验心得和建议：

参考文献：

第八章　药典、药物制剂与处方学

第一节　药典

一、药典简介

药典(pharmacopoeia)是一个国家记载药品标准、规格的法典,一般由国家食品药品监督管理总局主持编纂、颁布实施,国际性药典则由公认的国际组织或有关国家协商编订。制定药品标准对加强药品质量的监督管理、保证质量、保障用药安全有效、维护人民健康起着十分重要的作用。药品标准是药品现代化生产和质量管理的重要组成部分,是药品生产、供应、使用和监督管理部门共同遵循的法定依据。药品质量的内涵包括三方面:真伪、纯度、品质优良度。三者的集中表现是使用中的有效性和安全性。因此,药品标准一般包括以下内容:法定名称、来源、性状、鉴别、纯度检查、含量(效价或活性)测定、类别、剂量、规格、贮藏、制剂等等。药典的重要特点是它的法定性和体例的规范化。

二、《中华人民共和国药典》

自 1949 年中华人民共和国成立后,已编订了《中华人民共和国药典》(简称《中国药典》)1953、1963、1977、1985、1990、1995、2000、2005、2010、2015 和 2020 年版共 11 个版次。《中国药典》的特色之一即在于它继承发扬了传统医药学的成果,并实现了中西医药学的结合。

《中国药典》2020 年版为第十一版药典,按照第十一届药典委员会成立大会暨全体委员大会审议通过的药典编制大纲要求,以建立"最严谨的标准"为指导,以提升药品质量、保障用药安全、服务药品监督为宗旨,在国家药品监督管理总局的领导下,在相关药品检验机构、科研院校的大力支持和国内外药品生产企业及学会协会积极参与下,国家药典委员会组织完成了《中国药典》2020 年版编制各项工作。

《中国药典》分为四部出版:一部收载药材和饮片、植物油脂和提取物、成方制剂和单味制剂等;二部收载化学药品、抗生素、生化药品以及放射性药品等;三部收载生物制品;四部收载通则,包括制剂通则、检验方法、指导原则、标准物质和试液试药相关通则、药用辅料等。

2020版《中国药典》收载品种5 911种,新增319种,修订3 177种,不再收载10种,因品种合并减少6种。一部中药收载2 711种,其中新增117种、修订452种。二部化学药收载2 712种,其中新增117种、修订2 387种。三部生物制品收载153种,其中新增20种、修订126种;新增生物制品通则2个、总论4个。四部收载通用技术要求361个,其中制剂通则38个(修订35个)、检测方法及其他通则281个(新增35个、修订51个)、指导原则42个(新增12个、修订12个);药用辅料收载335种,其中新增65种、修订212种。

2020版《中国药典》以临床应用为导向收载药物品种,以保障制剂质量为目标制定原料药、药用辅料和药包材等标准体系,扩大成熟检测技术在药品质量控制中的推广和应用,提高药品安全和有效的控制要求,强化药典导向作用,完善药典工作机制,必将在促进医药产业健康发展、提升《中国药典》国际影响力等方面发挥重要作用。

第二节　药物制剂

一、药物制剂与剂型的概念

药物经过加工制成便于应用、保存和携带的成品,称药物制剂。根据药物的性质和用药目的不同,可将药物制成各种适宜的剂型以便充分发挥疗效,减少不良反应。制剂除应保证含量准确、均匀稳定、便于临床应用和贮存外,还应具有较高的生物利用度。

制剂的不同形态称剂型。常用剂型按形态分为固体剂型、半固体剂型、液体剂型和气雾剂等。近些年来,一些新的剂型,包括药物载体制剂如微型胶囊、脂质体、微球剂、磁性微球、前体药物制剂、膜剂等不断用于临床。

二、常用的药物剂型

1. 固体剂型

(1) 片剂(tablet):将药粉加入赋形剂经压制而成的小圆片。每片含有一定的药量,由于片剂在制造、分发和服用等方面都很方便,是临床应用最多的一种剂型。片剂一般在胃液中崩解和开始吸收。可根据需要制成下列不同类型:

糖衣片:有些苦味或易氧化的药物,常在片剂外包一层糖衣,称糖衣片。

多层片：外层为速释部分药物,内层为缓释部分药物,如多酶片。

植入片：埋藏于皮下,起长效作用,如睾丸素植入片。

肠溶片：有些对胃黏膜有刺激性,或易被胃液破坏的药品,可在片剂外包一层耐酸的肠溶包衣,能完整通过胃腔,到达肠内才崩解,称肠溶片,如氨茶碱肠溶片。

(2) 丸剂(pill)：通常是将药物细粉(多为中草药,100 目以上)或药物提取物加适宜的黏合剂或辅料制成的圆球形固体制剂,专供内服用。黏合剂可用蜂蜜、水、米糊或面糊,所制成的丸剂分别称为蜜丸、水丸、糊丸,如银翘解毒丸。

(3) 散剂(powder)：又称粉剂,是指一种或多种药物均匀混合而制成的干燥微末状制剂,供内服或外用,如冰硼散。易潮解的药物不宜做成散剂。

(4) 胶囊剂(capsule)：为避免药物的刺激性或不良气味,将药物装入胶质的囊内而成的制剂,呈球形或椭圆形,有硬胶囊剂和软胶囊剂两种。硬胶囊剂一般内装固体药物,如氟哌酸(诺氟沙星)胶囊;而软胶囊剂通常装液体药物,又称胶丸,如鱼肝油胶丸。

(5) 颗粒剂(granule)：是将化学药物制成干燥颗粒状的内服剂,如四环素颗粒剂。近年来,以中草药为原料,根据汤剂特点,创制了一种颗粒性散剂(powder granule),临用时加水冲服,故又称冲剂。冲剂既保留了汤剂发挥药效较快的优点,又便于保存和运输,如板蓝根颗粒剂。

2. 半固体剂型(软性剂型)

(1) 软膏剂(ointment)：是指药物加入适宜基质(凡士林、液状石蜡、羊毛脂等)制成的半固体外用制剂,如氢化可的松软膏。专供眼疾用的极为细腻的软膏又称眼膏剂,如红霉素眼膏。

(2) 硬膏剂(plaster)：是将药物溶解或混合于半固体或固体的黏性基质中,涂于敷背材料上,供贴敷于皮肤上的外用制剂。中药制剂中的硬膏剂称为膏药,如骨健灵贴膏。

(3) 栓剂(suppository)：是药物与适宜基质混合制成的专供塞入人体不同腔道使用的一种软性制剂。常用的基质有甘油、明胶和可可豆脂,起熔点接近体温,室温时保持固态,塞入腔道后可渐渐熔化。栓剂的形状和重量随应用部位的不同而异。肛门栓剂为圆锥形,重约 2 g;阴道栓剂为椭圆形或球形,重约 5 g。

(4) 浸膏(extract)：是生药用适当溶剂浸出有效成分后,将浸出液浓缩成粉状或膏状固体剂型。除特别规定外,浸膏的浓度每克相当于 2~5 g 原生药。如颠茄浸膏。

3. 液体剂型

(1) 溶液剂(solution 或 liquid)：一般为非挥发性化学药物的透明水溶液,供内服或外用,如 10% 氯化钾溶液(内服)、4% 硼酸溶液(外用)。外用溶液剂应在瓶签上注明"不能内服"字样或采用外用瓶签。

（2）注射剂（injection）：供注射用的灭菌溶液或灭菌混悬液，亦称安瓿剂（ampoule），如盐酸肾上腺素注射液。有的药物在溶液中不稳定，则以其灭菌的干燥粉末封装于安瓿中，通常称为粉针剂，临用时配成溶液，如青霉素 G 钠盐。注射剂是临床最常用的制剂之一，具有疗效迅速、剂量准确、作用可靠的优点。适用于不宜口服的药物以及不能口服或急症的患者。

（3）合剂（mixture）：是多种药物配制成透明或混悬液的水性液体制剂，供内服，如复方甘草合剂。混悬的合剂在瓶签上应注明"用时振摇"字样。

（4）煎剂（decoction）：是用水煎煮的生药煎出液，中草药常用这种剂型，须新鲜制备。

（5）糖浆剂（syrup）：是含有药物、药材提取物或芳香物质的蔗糖近饱和的水溶液，供内服，如小儿止咳糖浆。

（6）酊剂（tincture）：是生药或化学药品用乙醇萃出或溶解而制成的液体制剂，如碘酊。除另有规定外，剧毒药的酊剂一般每 100 ml 相当于原生药 10 g，其他酊剂每 100 ml 相当于原生药 20 g。

（7）醑剂（spirit）：一般是指含芳香挥发性药物的醇溶液，醇含量一般比酊剂高，如芳香氨醑。

（8）流浸膏（liquid extract）：将生药用适当溶剂浸出其有效成分后，再将浸出液低温浓缩，除特别规定外，每毫升相当于原生药 1 g，如甘草流浸膏。

（9）乳剂（emulsion）：是指互不相溶的两种液体（如油类药物和水），经过乳化剂的处理，制成均匀而较稳定的乳状液体，一般供内服用，如鱼肝油乳剂。目前尚有脂肪乳剂可供静脉注射。

（10）洗剂（lotion）：主要是指含有不溶性药物的混悬液，专供外用，如炉甘石洗剂。

4. 气雾剂（aerosol）

气雾剂是指药物与抛射剂（液化气体或压缩气体）一起装封于带有阀门的耐压容器内的液体制剂。使用时借助气化的抛射剂增加器内压力，当阀门打开后，能自动将药液以极细的气雾（颗粒直径一般在 10 μm 以下）喷射出来，患者顺势吸入药物直达肺部深处，能很快发生作用。

5. 新剂型

（1）缓释剂（retarder）：将药物制成小的颗粒，分作数份，少数不包衣，为速释部分，其他分别包上厚薄不同的包衣，为缓释部分，取上述颗粒以一定比例混合制成。服用后药物按包衣厚薄不同，在需要时间内依次释药，不断发挥疗效，减少或避免药物浓度的"峰谷"波动。

（2）控释片（controlled release tablet）：先把药制成片芯，然后在片芯外层包上一定厚度的半透膜，再采用激光技术在膜上打若干小孔。病人服用后，药片与体液接触，水从半透膜进入片芯，使药物溶解，当药片内部的渗透压高于外部时，药物便从小孔中徐徐流出。能控制药物释放速度,使药物较平稳地持续发挥疗效。

(3) 泡腾片(effervescent tablet):因含有泡腾崩解剂,当泡腾片放入饮水中后,在泡腾崩解剂的作用下,即刻产生大量气泡(二氧化碳),使片剂迅速崩解和融化。泡腾片崩解快速、服用方便、起效迅速、生物利用度高、能提高临床疗效。特别适用于儿童、老年人以及吞服药丸困难的患者。经过调味后的泡腾片,口味更佳,良药不再苦口,使病人乐于接受。由于崩解产生的大量泡沫增加了药物与病变部位的直接接触,能更好地发挥其疗效作用,所以泡腾片还用于口腔或阴道疾病等的防治用药。

(4) 微型胶囊(microcapsule):药物被包裹在囊膜内制成微小的无缝胶囊。外观呈粒状或圆珠形,直径 5~400 μm。囊心可以是固体或液体药物,包裹材料是高分子物质或共聚物,如氯乙烯醇、明胶及乙基纤维素等。微型胶囊的优点在于可防止药物的氧化和潮解,控制囊心药物的释放以延长药效,如维生素 A 微囊。

(5) 脂质体(liposomes):或称类脂小球,液晶微囊,是一种类似微型胶囊的新剂型。脂质体是将药物包封于类脂质双分子层薄膜中制成一种超微型球状体制剂,直径不超过 5 μm。脂质体广泛用作抗癌药物载体,具有增强定向性、延缓释药、控制药物在组织内分布及血液清除率等特点。

(6) 微球剂(microspheres):是一种适宜的高分子材料制成的凝胶微球,其中含有药物。微球的粒径很小(1~3 μm),经常混悬于油中。微球对癌细胞有一定的亲和力,能够浓集于癌细胞周围,特别对淋巴系统具有指向性。

(7) 磁性微球(magnetic microspheres):磁性微球是将药物(大多是抗癌药)与超微磁铁粒子包封于生物降解聚合物(如聚氨基酸)膜中而制成的微球剂,直径为 1 μm。服用这种制剂后,在体外适当部位用适宜强度磁铁吸引,将磁性微球引导到体内特定靶区,使其达到需要的浓度。这种载体具有用量少、局部作用强、可提高疗效的优点。

(8) 前体药物制剂(pro-drug preparations):是将一种具有药理活性的母体药物导入另一种载体形成一种新的化合物,在人体内经过生物转化,释放出母体药物而显疗效,如潘生丁磷酸腺苷酸是潘丁与嘌呤核苷酸生物结合成的分子化合物。

(9) 膜剂:是将药物溶解于或混悬于多聚物的溶液中,经涂膜、干燥而制成。按给药途径分为口服膜剂(如安定膜剂),眼用膜剂(如毛果芸香碱眼用膜剂),阴道用膜剂(如避孕药膜),皮肤、黏膜外用膜剂(如冻疮药膜)等。膜剂是近年国内外研制应用的一种新剂型,具有体积小、重量轻以及便于携带和贮存的优点。

第三节 处 方

一、处方的概念和意义

1. 处方

处方是指由注册的执业医师和执业助理医师(以下简称医师)在诊疗活动中为患者开具的、由取得药学专业技术职务任职资格的药学专业技术人员(以下简称药师)审核、调配、核对,并作为患者用药凭证的医疗文书。

处方是一种具有法律意义的客观证明文件,如果由于开写处方或调配处方出现差错而造成医疗事故,医师或药师都必须负法律责任。因此处方对医师、药师和患者三者都有重要意义。对于医师来说,开写处方是一项经常性工作,它与医疗效果甚至患者安危均有直接关系。因此,必须以严肃认真的态度开写处方,绝不可草率行事。要求医师正确合理地用药,并按规定的格式清楚地开写出药物制剂、药名、用量和用法。医师需要有丰富的临床医学知识,对疾病做出正确诊断,在此基础上,根据药物的药理作用、疗效、毒性大小和配伍禁忌等全面考虑并选择用药。药师则应根据处方准确调剂和发药。

2. 处方保管

处方制度规定,一般药品处方应每日打包,装箱,1 年后统一销毁。销毁处方应打报告,注明销毁处方起止日期、张数,经有关院长批准备案后,由 2 人监督销毁。精神药品处方应保存到 2 年后才能销毁。麻醉药品处方应单独存放,保存 3 年后到期销毁。销毁程序与手续同一般处方。精神药品、麻醉药品处方有专门的处方笺(红色或黄色),许多医院规定主治医师以上才有处方权。

二、注意事项

1. 医师开写处方时,字迹应清楚工整,不得用铅笔书写,不要涂改。如有涂改,需在涂改处签名。

2. 处方当日有效,超过期限需经医师更改日期、重新签字方可调配。医师不得为本人或家属开处方。

3. 药师没有处方修改权,处方中的任何差错和疏漏,都必须请医师修改,如缺药,建议代用品,也必须通过医师重开处方或修改后签字方可调配。

4. 医师不可乱开处方,否则药师有权拒绝调配。

5. 药师有责任检查处方,如发现错误,有权退还医师改正。确认无误后,才能进行配制和发药,并在处方笺上签名。

三、处方的结构

一般医疗单位都有印好的统一处方笺,便于应用和保存,开具处方时只需把应写的项目填好即可。完整的处方包括六部分:

1. 处方前项:包括医院全名,患者的姓名、年龄、性别、住院号或门诊号,处方日期等。患者的年龄必须写真实年龄,不得以"成人""儿童"等字样代替年龄,尤其是 8 岁以下儿童和 60 岁以上的老年患者。

2. 处方头:处方都以 Rp.(或 R)开头。Rp. 为拉丁文 Recipe(请取)的缩写,表示取下列数量的药剂。此部分已印在处方笺上,不必另写。

3. 处方正文:这是处方的主要部分,包括药物名称、剂型、规格和用量。如果一张处方开写两种或两种以上的药物,则每种药物均应另起一行书写。药品数量一律用阿拉伯数字表示,药量应写在各药的后面,纵横对齐。处方中的药物剂量单位一律按药典规定的公制单位开写。固体或半固体药物以克(g)、毫克(mg)或微克(μg)为单位,液体药物以升(L)或毫升(ml)为单位,其他单位如国际单位(IU 或 U)等。药量小数点必须写准确,小数点前如无整数,必须加零,如 0.5;整数后如无小数,也必须加小数点和零,如 3.0,以免错误。

4. 配制法:完整处方开完药物后,还要写明调配方法。简单处方没有这一项。

5. 用法:是告诉患者用药的方法,通常以 Sig(或 S)为标志(拉丁文 signa 或 signature 的缩写);内容包括一次用量、给药次数、给药时间、给药途径等。除每次用量外,其余各项常用外文缩写表示。一般药物以开 3 天量为宜,最多不超过 7 天量(慢性病或特殊情况可适当增加)。限剧药总量一般不超过 2 日极量。麻醉成瘾药品一般不超过 3 日用量,并应单独以专用处方笺(红色)书写。如果病情需要超过限用量或极量时,医师在剂量或总剂量旁边加示叹号,如"3.0!",并在此总剂量处盖章或签名,以示负责。总量以开三天量为宜,七天量为限(慢性病或特殊情况可适当增加)。毒药总量一般不超过一日极量;剧药总量一般不超过二日极量。如果病情特殊需要,可以不受此限,但医师在极量旁边加叹号,如"3.0!",并在此另行签名以示负责。毒药、剧药和麻醉性药品均应用规定的处方笺(红处方)开写。急诊处方须立即取药者,一般用急诊处方笺书写,或在处方左上角加"急!"字。需做过敏试验的药物应注明"皮试!"。

6. 医生签名(或盖章):开完处方后,应该认真地校阅,包括复核剂型、药名、剂量和用法是否正确,然后签名以负责。

书写处方,过去,在开写处方时常用拉丁文。即处方的 3、4 项用拉丁文开写。

其中制剂名称均用单数属格。现在则常用英文或中文书写。至于用哪种文字书写,各医疗单位常有自己的规定。

四、处方类型及处方实例

处方类型主要有完整处方和简化处方两大类。法定处方和协定处方虽有特定含义,但书写形式与简化处方相同。目前,由于制药工业的发展,药物剂型已经固定化、标准化,我国现行处方已极少用完整处方而多用简化处方。

1. 简化处方

简化处方适用于各种现成制剂的处方,处方时只写出药物剂型、药名、规格及需要量和用法。由于药物剂型可分为按一定规格以个数计算的如片剂、注射剂(安瓿)、胶囊剂、内服散剂(包)等,及以重量称重或容易取的(如合剂、糖浆剂、酊剂等)剂型,简化处方法分为分量处方及总量处方,介绍如下:

(1) 分量处方:适用按一定规格以个数计算的剂型。格式如下:

Rp.

剂型　药名　　规格×需要量

S(用法)　每次用量　给药途径　每日用药次数　其他

处方举例:

英文处方	中文处方
Rp.	Rp.
Tab. Tetracycline　0.25×16	四环素片　0.25×16
S　0.5　q.6.h	S　每次0.5　每6小时一次

【注】

① 剂型及用法一般用缩写字,给药途径如为口服,一般省略不写,其他给药途径则必须写清楚,药名现常用英文药名。不能用化学分子式代替药名,如10%氯化钠不能写成10%NaCl。

② 规格为每片或每安瓿药物含量(药典规定)。

③ 需要量为按每次用量、每日次数、给药天数计算所得的该规格药物的总数量(片数或安瓿个数)。计算方法:需要量=每次用量(每次片数或安瓿数)×每日次数×给药天数。

④ 规格:需要量及每次用量的单位为g、ml时,可以省略;但如为mg、L等其他单位,则必须写出。

⑤ 其他为"皮肤试验后""必要时""饭前服""饭后服"等。

⑥ 用法这一栏内容必须单独占一行。

（2）总量处方：有些药物剂型每次用量需从总量中取出，处方时制剂后应写总量。如溶液剂、糖浆剂、酊剂、软膏剂等。此类处方的通式如下：

Rp.

剂型及药名　浓度-总需要量（浓度也可写在药名前面）

S（用法）　每次用量　给药途径　给药时间　每日次数

处方举例：

英文处方	中文处方
Rp.	Rp.
Mixt. Pepsin　100 ml	胃蛋白酶合剂　100 毫升
S　10 ml　t. i. d.	S　每次 10 毫升　每日三次

2. 完整处方

医师根据病情需要，开写比较复杂的处方。药物可以包括主药、佐药、赋形药和矫味药等，并提出调剂法和剂型的要求。格式如下：

Rp.

主药（发挥主要作用的药物）药名　需要量

佐药（辅助主药发挥作用的药物）药名　需要量

矫正药（纠正主药副作用的药）药名　需要量

赋形药（帮助主药形成适当剂型的药物）药名　需要量

调剂法与剂型

S（用法）　每次用量　给药途径　每日用药次数　其他

处方举例：

英文处方	中文处方
Rp.	Rp.
Codeini phosphate　0. 15	磷酸可待因　0. 15
Ammonii Chloridi　6. 0	氯化铵　6. 0
Syrupi　30. 0	糖浆　30. 0
Aquae Dest. ad　100. 0	蒸馏水加至　100. 0
Misce fiat mixture	混合制成合剂
D. S.　10 ml　t. i. d.	用法：每日三次，每次 10 ml

3. 其他类型处方

（1）法定处方：以简化处方形式开写国家最新颁布药典上的制剂叫作法定处方。

（2）协定处方：在本医院内常用的合剂或其他制剂的处方，不属于法定制剂，在医院负责人主持下由医生与药房人员商议指定，以简化处方形式开写。另外，为了方便工作，某些医院规定处方正文以某种较简便形式开写，亦属于协定处方。

五、处方常用缩写词

表 8-1　处方常用缩写词

分类	拉丁缩写	中文	分类	拉丁缩写	中文
剂型	Inj.	注射剂	给药时间	q. o. d.	隔日 1 次
	Sol.	溶液剂		q. d.	每日 1 次
	Mist.	合剂		b. i. d.	每日 2 次
	Syr.	糖浆剂		t. i. d.	每日 3 次
	Past.	糊剂		q. i. d.	每日 4 次
	Tr.	酊剂		q. n.	每晚 1 次
	Ung.	软膏		q. m.	每晨 1 次
	Ocul.	眼膏		q. x. h.	每 x 小时 1 次
	Tab.	片剂		q. 4. h.	每 4 小时 1 次
	Caps.	胶囊剂		a. c.	饭前服
	Pulv.	散剂		p. c.	饭后服
	Gutt.	滴眼剂		h. s.	睡前服
	Garg.	含漱剂		Dig. urg.	疼痛剧烈时
	Neb.	喷雾剂		p. r. n.	必要时遵长期医嘱
	Enem.	灌肠剂		s. o. s.	必要时遵临时医嘱
单位	mg	毫克		D. C.	取消临时医嘱
	μg	微克		St.	立即
	i. u.（U）	国际单位（单位）		Cito	急速地
	No 和 N	数量（个）		4♯ prim. vic	首次服 4♯
	♯	个、片		p. m.	下午
	ml	毫升		a. m.	上午
	gtt	滴			

续表

分类	拉丁缩写	中文	分类	拉丁缩写	中文
	i. h.	皮下注射		R 或 Rp	请取
	i. m. 或 m	肌内注射		M. f. p. 或 M	混合制成散或混合
	i. v. 或 v	静脉注射		M. D. S.	混合,给予,标记
	i. v. drip	静脉滴注		D. S.	给予,标记
	Inhal.	吸入		S 或 Sig.	给予标记,注明用法
	P. O.	口服		A. s. t. /e. t.	皮试后用
	P. r.	灌肠		Co.	复方的
给药途径	ad. us. ext.	外用	其他	Ad	加至
	Pr. rect.	塞入肛门		Et	及
	Pr. vagin.	塞入阴道		Aa(aa2♯)	各2片
	Pr. jug.	咽喉用		m. d.	遵医嘱
	Applic.	外敷用		Lent. /show	缓慢地
	Claus. Ioc.	局部封闭用			
	Pro. aur.	耳用			
	O. S.	左眼			
	O. D.	右眼